看图学 推拿 丛书

男科常见病推拿

U0325488

吴潜智　何　焰　编著

四川科学技术出版社

图书在版编目 (CIP) 数据

男科常见病推拿/吴潜智等编著. – 1版. –成都：
四川科学技术出版社，2007.2（2023.1重印）
（看图学推拿丛书）
ISBN 978-7-5364-6144-4

Ⅰ．男…Ⅱ．吴…Ⅲ．男性生殖器疾病；常见病 – 按
摩疗法（中医）– 图解Ⅳ．R244.1 – 64

中国版本图书馆CIP数据核字(2006)第161650号

看图学推拿丛书

男科常见病推拿

编　著　吴潜智　何　熠

出 品 人　程佳月
责任编辑　李迎军
封面设计　韩建勇
责任出版　欧晓春
出版发行　四川科学技术出版社
　　　　　成都市锦江区三色路238号　邮政编码 610023
　　　　　官方微博 http://weibo.com/sckjcbs
　　　　　官方微信公众号 sckjcbs
　　　　　传真 028-86361756
成品尺寸　146 mm × 210 mm
印　　张　9.625　字数　160　千
印　　刷　成都远恒彩色印务有限公司
版　　次　2007年2月第1版
印　　次　2023年1月第3次印刷
定　　价　88.00元

ISBN 978-7-5364-6144-4

邮　购：成都市锦江区三色路238号新华之星A座25层　邮政编码：610023
电　话：028-86361770

昔日医林玄奥术　飞入寻常百姓家

　　不用药物、不用工具，仅凭亲人温存的双手就能解除家人的一般病痛、促进家人健康的医学科普读物《看图学推拿丛书》，由四川科学技术出版社成套推出。

　　本套丛书以广大群众为主要读者对象，把我国传统推拿医术简明化，将每个推拿动作配以形象的插图进行介绍，使复杂的人体穴位和推拿手法一目了然。即使对医学知识一无所知的人，只要具备高小以上文化，就能随文按图进行推拿，解除家人病痛。推拿是人类既古老又年轻且有发展前途的一种疗法，是中医学的一个重要组成部分。操作者用自己的双手，运用一定的手法，作用于人体的一定部位，通过刺激达到防治疾病的目的。由于推拿不受场地、器材限制，效果又好，古往今来深受广大群众喜爱。随着现代医学的发展，人们对西药的毒副作用的认识日益加深，推拿这种原始而自然的疗法更加受到群众的好评而乐于采用。该套丛书的特点除图文配合恰当和给人以"看图学推拿"的直观感外，还有一个重要特点，就是该丛书介绍的各病种自成章节，读完总论，了解其梗概后，就可在家人生病时随翻随用，照图推拿。推拿能在疾病发生时使病情得到缓解，既不冒随便服药之险，及时缓解病情，又能解决家人一些慢性病，如小儿厌食、遗尿，成人颈肩腰腿痛，并可融洽家人的情感。因此，本套丛书不仅可作为自学的医学科普图书，更是创造温馨家庭氛围的促进剂。

　　该套丛书共五本：分别是《妇科常见病推拿》《中老年常见病推拿》《颈肩腰腿痛推拿》《男科常见病推拿》《浴疗与保健推拿》。

丛书编辑
2007年1月

丛书主编

张世明

丛书编委会

刘光瑞　吴潜智　张世明

林　红　熊维美

自 序

　　时光飞逝。我自1995年底赴美教学临床至今已十余载,其间,曾担任全美中医针灸师资格鉴定委员会(NC-CAOM)委员、全美中医针灸师执照考试委员会中药主席和全美中医针灸师执照考试委员会推拿主席,负责对全美中医、针灸、中药和推拿从业人员的资格进行认证,也曾代表该委员会参加在韩国举行的第五届世界针灸大会,并对韩国、德国和加拿大等国的中医、针灸状况进行考察。目前,我受聘担任全美中医学校资格审查委员会(ACAOM)的视察员,参与对美国中医针灸学校的资格审定。

　　德国人有句口头禅:"凡是自然的,便是大众化的",这也许能够解释为什么中国推拿在崇尚自然疗法的西方国家里受到普遍欢迎的原因。在美国,大部分的中医针灸学校开设了推拿课, 有全国性的东方推拿按摩协会(AOBTA)和学校,我也经常受该协会邀请在其学术会上进行演讲。推拿疗法既不用针石,也无需汤药,仅借一双妙手便可回春,方法简便,安全实效,其优越性不言而喻。尤其是男科常见病的推拿,还能以手传情,使患者于治疗之中,更享一份温馨。

吴潜智

于美国奥斯汀东方医学院

2007年春

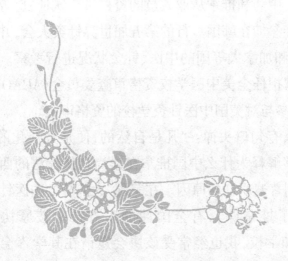

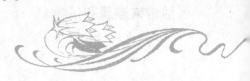

前　言

　　男科是一门新兴的学科,对男科疾病和治疗方法的研究,适应了社会和医学发展的需要。在众多的内、外治疗方法中,推拿作为男科治疗和保健的有效方法,一直受到青睐,如古之达摩内功、益肾固本按摩法、吊精架、铁裆功、回春功等。其中一些方法貌似气功,实则主要由推拿手法组成,如铁裆功包括推腹、分推阴阳、按揉肚脐、捻精索、揉睾丸、推睾丸、顶睾丸、挂裆、捶睾丸、捶肾、通背等手法,对增强性功能,治疗阳痿、早泄、遗精等男性疾病具有独特疗效。可惜其记载之文字艰深,手法难懂,过于专业化,几乎不为今天的人们所知晓。现在我们结合临床经验,将它们整理、融入书中,再配以插图,奉献给各个家庭,使之系统化、通俗化,具有更强的针对性。

　　阅读本书可先浏览目录及第一、二章,知其梗概。然后根据各自的兴趣和需求,选择其中的内容,按照图的顺序和简短的文字说明进行操作,便可奏效。由于时间仓促,水平有限,书中错误和欠妥之处在所难免,恳请同仁和读者批评指正。

祝愿《男科常见病推拿》为您解除病痛,为您的家庭生活带来温馨和乐趣。

编者

2007年1月

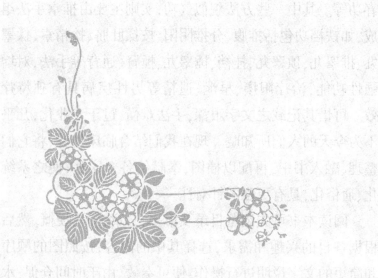

目 录

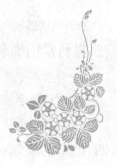

目录

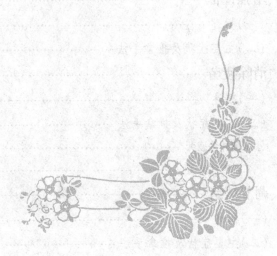

男子以健壮为美

第一章

一、男性生长发育的几个阶段

一位科学家曾说过一段风趣幽默但意味深长的话：人类至今对男性睾丸的认识，远不如对月球认识得清楚。的确，20 世纪尚未解答的 13 大科学难题中，就有半数属于人体科学。人类在探索宇宙奥秘的同时，也应当探索自身的生长发育规律，揭示其中的奥秘。

男子的一生要经历不同的阶段，中医古籍《黄帝内经素问·上古天真论》将之分为八个时期。它说："丈夫八岁，肾气实，发长齿更；二八肾气盛，天癸至，精气溢泻，阴阳和，故能有子；三八肾气平均，筋骨劲强，故真牙生而长极；四八筋骨隆盛，肌肉满壮；五八肾气衰，发堕齿槁；六八阳气衰竭于上，面焦发鬓斑白；七八肝气衰，筋不能动，天癸竭，精少，肾脏衰，形体皆极；八八则齿发去。"这八个阶段描绘了男性一生由盛渐衰的生命过程。

男性一生分为少年、青年、中年、老年四个阶段。少年阶段(1~16岁),男孩生长发育迅速,头发渐渐浓密。9岁以后,生殖器官及第二性征开始发育,说话粗声粗气,喉结明显变大,至16岁左右,第二性征及生殖器官发育成熟,天癸泌至,出现排精现象,表明已具备生殖能力,也代表着少年阶段的结束。

青年阶段(16~32岁)是从童年向中年的过渡时期,也是身体生长发育的高峰期。青年时期的男子,脏腑器官逐渐发育成熟,体格日臻健全,其形体特征突出表现为筋骨隆盛,肌肉满壮,出现宽阔的肩膀、厚实的胸部、强壮而有力的臂膀、高大魁梧的身材、威武英俊的男性美形象,与身材苗条的女性适成鲜明对比。人们发现,20~25岁的青年男子的上肢平均力量约为女子的两倍,且力量增加,活泼好动,充满朝气,体现了男子特有的阳刚之气和青春活力。"关关雎鸠,在河之洲,窈窕淑女,君子好逑。"这段时期,他们受到异性的注意和青睐,性的欲望亦最为迫切和强烈,结婚可使男女双方性欲得到满足。夫妻恩爱,山盟海誓,性生活带来的快意,使他们精神振奋,激动不已。

中年阶段(32~48 岁)是壮极而衰的时期。这个时期的男子处于事业的顶峰,对社会、人生的认识更加深刻,思想更为成熟,另一方面他们也承受着事业、家庭、社会的多重压力,与青年时期相比,他们更注意功名,更具有责任感和竞争意识。这一时期,他们的体力明显减退,开始出现精力不支的征象,性生活的次数也明显减少。

老年阶段(48 岁以后)由于五脏精气逐渐亏虚,生理机能衰退,形体组织器官开始出现多方面的老化征象,如容貌憔悴、头昏目眵、毛发脱落、牙齿松动、骨质疏松、肌肉瘦削、眼睑下垂、面部出现多少不等的老年斑、肌肤瘙痒、健忘少寐等。由于肾精亏虚,老年男子性器官逐渐萎缩,精气逐渐衰少,丧失生育能力。

二、男性的生理特点

男性的生理特点可概括为一句话:以阴精为本,以阳气为用,是阴阳二者的和谐统一。

人始生，先成精。肾精在男性健康中占有十分重要的地位。只有精足才能气旺，气旺才可养神。正如《东医宝鉴》所说："先宝其精，精满则气壮，气壮则神旺，神旺则身健，身健而少病。内则五脏敷华，外则肌肤润泽，容颜光彩，耳目聪明，老当益壮矣。"

在男性性生理中，"逾满则盈"。当男女发育到青春期，在性激素作用下体内有一种胀满感，并产生把充满的东西排泄出去的欲望，这便是性欲。肾精充盛是性欲产生的物质基础和男子排精的先决条件，可见肾精的弥足珍贵。如若不爱惜身体，沉溺酒色，性生活过度，则可导致肾精的过度伤伐，不仅危害身体，而且影响后代的禀赋。因此，中医提出：女子以肝为先天，男子以肾为先天，强调了肾精在男性生理上的重要性。

另一方面，阳气是生命活动的原动力，是维持男性特征的基本因素。现代实验研究证实：肾阳虚时，男性的睾丸重量下降，组织退化，功能低下，这说明阳气具有维持男性性腺及性征正常的能力。民间称男性阴茎为

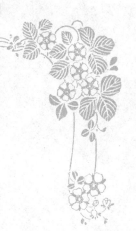

"阳具",说明阳气的温煦、激发和推动作用是阴茎勃起和正常射精的根本动力,若这种动力缺乏,则称为"阳痿"。有趣的是,女性的性器官如阴道、子宫、卵巢等位于体内,男子的性器官如阴茎、阴囊、睾丸等位于体外,这种生殖器外露的特点,是男子阳刚之性的重要体现,也为推拿手法治疗性功能障碍提供了方便。实际上,不少回春壮阳的推拿术,都是直接刺激和锻炼男性生殖器,达到治疗的目的。

三、男科疾病的特征

元代医家朱丹溪称,人体"阳常有余,阴常不足",男性易患肾精亏损的病证。肾精不足,则易患精少、不射精以及不育证;精不能滋养脑髓,会过早地出现头晕眼花、耳鸣耳聋、头发斑白等早衰征象。因此,男性应保养肾精,节制性生活,注意饮食调养,适时进补。

阴精的亏损,亦可导致阳气的失调。一方面,精不化气,阳气亦衰,男性常出现阳痿、早泄、精冷等阳虚疾病;另一方面,阴不制阳,阴虚火旺,男性亦常出现头痛眩晕、面红目赤、烦躁易怒等。此时,如遇情绪变化,恼怒激动,则会使症状进一步加重。可见,男性疾病,皆因于阴阳一体,阴阳偏颇,皆足成疾。

由于男性从事重体力劳动较多,因此,也易出现肌肉的疲劳和伤筋动骨的情况。这类软组织的损伤若不及时治疗,可成为慢性疾患,每遇阴冷天气,便觉全身不适,疼痛加重,影响日常的生活。推拿舒筋通络,放松肌肉,活血止痛,效果甚佳,具有其他疗法无法比拟的作用和优势。

四、男科病简易诊断法

中医学认为,人是内外统一的有机体,体表各组织器官与五脏六腑密切相连,人体内部的疾病,可以通过体表组织器官反映出来,即"有诸内必形诸外"。因此,对各种体表的症状和排泄物进行认真归纳、分析,便可得出正确的诊断,指导推拿治病。

（一）小便的异常

人体好似一座复杂的化工厂，小便是它每日产生的副产品，每天排泄的小便，可反映机体内部特别是肾脏功能的情况。古今中外的医生都非常重视对小便的检查，我国藏医学尤其以尿诊作为独特的诊断方法。

正常小便应是澄清、无色、无味的液体。小便若发生颜色的改变，预示体内有阴阳寒热的变化。小便色深黄，为肝经湿热，如患黄疸性肝炎等；小便色白，为肾阳虚衰；色赤如洗肉水，为尿血，提示血热、结石或肾结核的可能；若尿液浑浊不清，状如米泔水，为下焦湿热，多见于乳糜尿和前列腺疾患。暑天炎热，饮水较少，小便偶有量少色赤者，当属正常，只需多饮水即可。

小便清长，尿量增多，兼畏寒肢冷，为肾阳虚证候；小便失禁，属气虚或阳虚，多见于老年体弱患者，亦可见于截瘫；遗尿属肾气虚，主要见于儿童和青少年，若发生在老年人中风、厥证之后，为危重征兆；尿量减少，甚或点滴难出，可由于气虚、气滞、湿热、膀

胱瘀阻等因素引起；老年人想尿远反而尿近，甚至滴沥不尽，尿湿衣裤，是肾阳气虚衰的表现，多见于前列腺肥大。

排尿发生困难，无胀痛者多属虚证、寒证，灼热刺痛者，多属实证、热证；小便频数兼尿急、尿痛，是膀胱湿热，可见于泌尿系感染、性交不洁、急性肾盂肾炎或泌尿系结石，后者小便时通时闭，尿中有砂石排出，甚或痛连腰腹，难以忍受。

排尿时，小便气味臊臭，为膀胱热证；小便有甜味是糖尿病的表现；尿液带有浓烈的烂苹果味，则是肾功能衰竭的表现。

（二）精液的改变

精液的排泄是男子性机能成熟的标志之一。正常精液为乳白色，不透明，呈弱碱性，有特殊的气味。正常成年男子一次排精量为2~6毫升。新鲜的精液排出体外后有一定的黏稠性。

精液颜色的改变，预示不同的病证。排精时夹有血液，称血精，可由性生活过度，强力同房所致，亦为前列腺疾患的前驱症状；

尿道口经常流糊状浊物,为精浊,多为阴虚火旺或湿热下注;分泌物黏稠色黄者,为脓精,与湿热下注有关;如有恶臭味是泌尿生殖系统肿瘤的恶兆,应及时就医。

精液量和质的改变也是诊断男科疾病的重要依据。性交过程中无射精现象,称不射精,多由于肾精亏损,或窍道不畅,如逆向射精所致,若在环境嘈杂、情绪紧张时出现不射精,属正常现象;性交时排出的精液量少于1.5毫升,甚则仅有点滴,称精少,多由于久病体虚,脾肾不足所致,精液稀薄清冷,属于脾肾双亏,命门火衰,是许多内分泌疾病的标志,如肾上腺功能减退等,也是引起男性不育的基本原因。

无性生活而精液时时外泄,是肾气虚的表现,也是人体五脏超负荷的重要信号。有梦而遗为阴虚火旺,性高潮到来之前过早地射精,是肾阳虚或过度疲劳的证候;新婚之夜,激动、紧张的心绪常导致早泄,属正常现象,不必疑虑,只要双方协调,配合一段时间后,性生活即可和谐。

第一章 男子以健壮为美

（三）疼痛及其性质与部位

疼痛的症状十分常见,是疾病早期机体发出的重要报警信号之一。弄清疼痛的性质和部位对于诊断不同脏腑、不同性质的疾病有重要的意义。通过疼痛来诊断疾病,除根据病人叙述的主观症状外,常采用指压、掌压、叩击压或用特殊检查手段如活动关节等,引出阳性体征。

疼痛的性质包括胀痛、刺痛、酸痛、热痛、冷痛、灼痛等。胀痛是气滞的表现,部位不固定,生气或饮食后加重,呃气或矢气后减轻,是肝气不舒、肺气壅塞和消化系统功能紊乱的表现;刺痛是血瘀的征象,痛如锥刺,夜间更甚,部位固定;酸痛多因肌肉疲劳或湿邪困阻所致,常伴有四肢困重、疲乏思睡等症状。腰膝酸痛多属肾虚,冷痛是寒邪阻络或阳气不足,脏腑肢体组织不得温养所致;灼痛、热痛可见于皮肤烧、烫伤,或阳热炽盛的胃脘灼痛,泌尿系感染,前列腺炎症亦可见小便灼痛;绞痛多由气机闭阻或虫积痞块所致,如心绞痛、胆绞痛、腹部绞痛;若结石在一侧或双侧肾部，可引起肾绞痛，其疼痛剧烈如刀绞，一阵紧似一阵；重痛是疼痛伴有沉重感，多因湿邪困阻气机所致；隐痛是疼痛绵绵，持续时间较长，为气血不足，或肌肉关节的慢性劳损，多在天气变化、阴雨绵绵时加重；掣痛是抽掣牵引而痛，多见于胁肋或四肢，是气血虚弱，不能濡养筋脉的征候；空痛是痛而有空虚之感，提示髓海空虚，气血不足，是衰老、疲劳的信号。

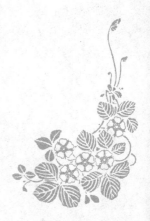

在生活中男性疼痛的部位多分布在头部、腰部、四肢和外生殖器。

头部疼痛：头为诸阳之会，男性为阳刚之体，易出现上实下虚、阴虚阳亢的头部症状。头顶或两侧胀痛，伴眩晕者，为肝阳上亢，多见于高血压；头后疼痛连顶，为太阳疼痛，可见于起居不慎，风邪外入，或失枕，或颈椎骨质增生；前额疼痛，或因思虑过度，或因鼻窦炎症，阳明经脉受阻所致。

腰部疼痛：腰痛绵绵，酸软无力，主肾虚；腰部冷痛，如坐水中，似带重物，多为寒湿腰痛；腰痛如锥刺，痛处不移，难于转侧，多为血瘀外伤；腰部绞痛，伴有小便异常，多为湿热下注,结石内阻。新伤腰痛,多实而拒按;久病腰痛,多虚而喜按,且随气候变化而增减。痛连下肢,为骨质增生或坐骨神经痛。劳累后腰痛加重,休息时减轻,属肾虚;静卧时痛甚,活动后反而减退为寒湿痹阻。

四肢肌肉关节痛:男性从事重体力劳动者较多,易出现肌肉关节的劳损而引起疼痛。这类疼痛的分布有一定的规律可循。一般来说,最敏感的压痛点往往在筋膜、肌肉的起止点,两肌交界或相互交错的部位,也是穴位分布最丰富的区域,通过在这些俞穴上进行点按或揉动,能有效地缓解疼痛,收到事半功倍的效果。

小腹疼痛:肝的经脉经过外生殖器,入阴毛中,绕阴器,抵少腹。小腹疼痛连及外生殖器,或睾丸痛连小腹,都与肝的病变有关。疼痛以寒痛、掣痛为主,最常见的如寒疝、气疝、阴狐疝等,也可由其他男科疾病引起。

(四)外生殖器检查

外生殖器包括阴茎和阴囊两部分。检查外生殖器主要观察阴茎的大小形态、有无畸

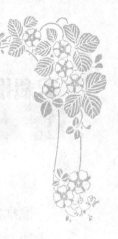

形和阴毛分布情况,以及阴囊的大小、形态,有无窦道、溃疡、湿疹样改变等。

阴茎分头部(龟头)、体部(海绵体)和根部(阴茎脚)。正常人在松软状态下阴茎长5~10厘米,勃起时可延长一倍。由于个体差异较大,阴茎长短的差别也很大。阴茎短小可见于先天发育不良,或过度肥胖以及阴囊肿大。阴茎红肿,多为热毒侵袭。阴茎溃疡呈半月形,边缘整齐,烂处较深,周围坚硬,则可能是梅毒。如阴茎头部生出恶肉,如翻花状,触之坚硬,可能为阴茎癌,属险恶证候。

阴囊是一个囊性器官,内有一层光滑的薄膜包裹着睾丸和附睾。正常男子左右两侧睾丸体积大致相同。若阴囊肿大而疼痛,多属疝气;若单侧肿大,立时一侧偏坠,卧则入腹如常,为阴狐疝;如阴囊肿大,皮色红,触之热,为热毒壅结。若阴囊遍生红疹,如米粒大,瘙痒搔破则流黄水,为肾虚或风湿邪气侵淫所致,这类皮肤病证不宜推拿治疗。

男科推拿秘诀

第二章

　　推拿疗法是中医治疗学的重要组成部分。作为一种外治方法，推拿的作用原理和操作技巧并不复杂，只要掌握它的基本原理和一些方法步骤，并认真地照着去做，那么，您定会为自己和亲人解除疾苦，用您的双手和智慧创造出更加健康、幸福的人生。

一、增进夫妻感情的良方

　　夫妻之间的爱抚和按摩，是建立和谐、协调生活的需要。因为接触欲是人类最原始、最古老的一种性本能，通过按摩抚爱，男女之间能互相沟通，实现感情的传递和性感的体验，达到满足。

　　为妻的替丈夫推拿治病，是对丈夫的体贴和关心。一份推拿，一份亲情，能帮助病人树立战胜疾病的勇气和信心，尤其是对阳痿、性欲减退、早泄等病的治疗，更需要得到妻子的主动关心和积极配合，从而使夫妻感情更加牢固、稳定。

男性具有开放与封闭的心理二重性。有资料表明,男性对精神压力的耐受性远远低于女性。他们渴望得到别人的理解,特别是妻子和恋人的理解与支持。当他们遇到困难和挫折时,情绪低落,非常需要妻子的抚慰,哪怕拍拍肩、握握手、吻吻唇,甚至是一个鼓励的眼神,也会使他们的心境、情绪变得安稳和舒畅,所以说每个成功男人的后面都有一个女人的支持和关怀。因此,夫妻之间互相推拿按摩,是联络和增进夫妻感情的一剂良方。

二、推拿的治疗作用

(一)散寒止痛

人们生活在自然界中,受季节气候变化的直接影响。当气候突然变冷,人们来不及适应它时,就会引起各种疾病,最常见的是产生疼痛或使慢性疼痛加重。因为寒为阴邪,其性清冷、凝滞、收引,易伤阳气,使气机

收敛闭塞，肌肉、筋脉拘急挛缩，气血运行不畅，易出现失枕、头痛、肩颈腰背痛、寒冷胃痛以及疝气疼痛、痛连小腹等。

推拿能加强局部血液循环，活血通络，并使局部组织温度升高，产生温热感，鼓舞阳气，祛除寒邪。同时，通过推揉弹拨局部，可以拉长紧张痉挛的肌肉组织，放松肌肉，舒通经络，缓解和消除疼痛。这种治标与治本的结合，是推拿迅速缓解疼痛的主要原理。

（二）调畅情志

情志的失调，主要引起脏腑气机的紊乱。大怒之后易出现身体上部的症状，如头痛、眩晕、面红目赤等，即"怒则气上"；恐惧则易出现大小便失禁或滑精等下部症状，即"恐则气下"；思虑过度，则胸闷腹胀，不思饮食，即"思则气结"。推拿手法可按不同方向刺激经络的不同部位，使上者下之，下者升之，结者散之，缓者收之，舒畅情怀，消散郁结。此外，家庭推拿还能以手法传情，起到心理按摩的作用。

（三）补虚泻实

中医学认为,任何疾病都不外虚证与实证两大类。一般新病、急性病多实证,旧病、慢性病多虚证;疼痛喜按者为虚证,拒按者为实证。治疗时首当辨明虚实。

推拿手法具有补虚泻实的作用。一般来说,在局部进行较长时间的治疗,手法轻柔和缓,称为补法,能补益脏腑气血的不足,活跃和兴奋脏腑功能;在局部进行较短时间的治疗,手法剧烈而重,刺激量大,称为泻法,可抑制过强的脏腑功能,祛除病邪。通过不同手法的应用,可补虚泻实,恢复健康。

手法的补泻作用有时也与操作方向和手法的快慢有关。在腹部,按顺时针方向施行的手法为泻法,逆时针方向施行的手法为补法;沿经络方向施行的手法为补,反之为泻;手法频率快的为泻法,有活血、消散的作用,手法频率和缓适中的为补法,有补益脏腑气血的功能。了解这些常识,可根据患者的体质、年龄和疾病的虚实,选择正确的操作手法。

（四）调理脏腑气血阴阳

在体表与内脏之间起沟通联络作用的是经络。推拿通过对体表经络和穴位的刺激，能直接调整脏腑功能。例如点按脾俞、胃俞有缓解胃肠痉挛的作用；按揉足三里、三阴交，可以增强脾胃的消化功能等。

经络也是气血运行的通道。经络纵横交错，网络全身，输送气血到周身各部，营养各组织器官。推拿能疏通经络，调整气血，活血化瘀，缓解和消除因气血经络不通引起的各种病证。现代医学亦证实，推拿能使血液中的有效成分增加，扩张血管，改善血液循环，增加组织的灌流量。

经络分布于全身，内侧的为阴经，外侧的为阳经；背部的为阳经，腹部的为阴经；督脉为阳脉之海，总督诸阳；任脉为阴脉之海，统领诸阴。所有的阴阳经脉皆相互联络贯通，以维持人体阴阳的平衡。推拿通过刺激阴经和阳经，可以调整全身的脏腑阴阳气血。如肾阳虚衰，多用手法刺激背部督脉、膀胱经，以温补肾阳；肾阴不足，多刺激下肢内侧的阴经,可滋补肾阴。同时刺激四肢内、外侧的阴阳经穴,能松弛内外侧肌群,平衡阴阳,使肢体活动更加协调平衡。由此可见,人体经络和穴位在推拿治病中具有十分重要的意义。难怪古人说:"凡治病不明经络,开口动手便错。"男科常见病推拿着重选取经络和穴位进行刺激,具有十分明显的疗效,正是此理。

三、男科常用推拿方法

推拿是术者用手的不同部位(如拇指、手掌、大鱼际等),配合各种特定的技巧动作(即手法),在人体一定的经络、穴位上进行操作的一种外治方法。其中,手法应用是否得当,技巧是否熟练,关系到治疗的成败。术者应在手法练习上多下工夫。

推拿疗法经过几千年的积累,已经发展到有不同流派的上千种手法,可谓丰富多彩,但诸多的手法大多是从常用的一些基本手法派生出来的。这些基本手法操作简单,容易掌握,只需按图索骥,即可心领神会,能

第二章 男科推拿秘诀

够满足家庭保健推拿的需要。

（一）基本手法

基本手法是推拿手法的精华和核心,是其他各类手法的基础,其名称、操作形式及作用力比较单一。家庭男科推拿常用的基本手法有推、拿、按、摩、揉、擦、捏、拍等。

1.推法　用拇指或掌、拳、肘部,着力于一定部位,进行单方向的直线运动,又称直推。一般常用的有拇指推法、掌推法、拳推法和肘推法,其刺激量的大小也渐次递增,以肘推力量最强。有时还可用双手合推,或双拳推进。操作时指、掌、肘要紧贴体表,用力要稳,速度缓慢而均匀。推法能舒筋活络,促进血液循环。推行的力度、方向和时间根据

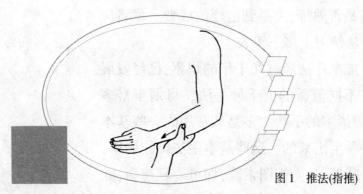

图1　推法(指推)

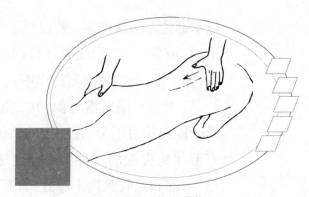

图2　推法(掌推)

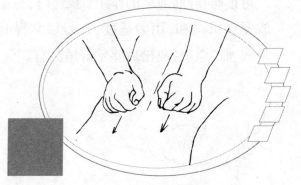

图3　推法(拳推)

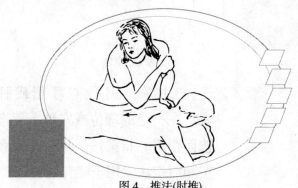

图4　推法(肘推)

施术部位及病情确定。若以两手拇指桡侧或指面,或食、中二指面自穴位向两旁分向推动,称分推,有调理阴阳的作用。

2.拿法 用拇指与食、中二指,或拇指与其余四指相对用力,在一定的部位和穴位上有节律地提捏的一种手法。此法适用于颈项、肩部和四肢肌肉丰厚处,具有祛风散寒、开窍止痛、舒筋通络的作用。操作时,一拿一放要连贯柔和,用力适度,一般以拿提时感觉酸、胀、微痛,放松后感觉舒适为宜。

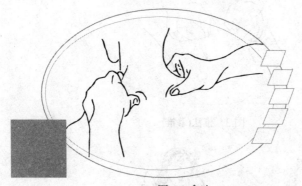

图5 拿法

3.按法 用手掌、手指或肘部,紧贴体表,在一定的部位或穴位上逐渐向下加力,按而留之。指按法适用于全身各部穴位,掌按和肘按法常用于腰背和腹部。按法具有放

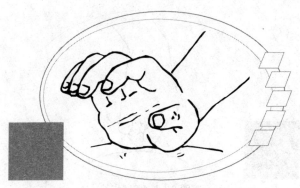

图 6　按法(掌根按)

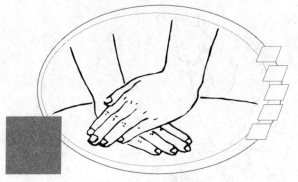

图 7　按法(双掌叠按)

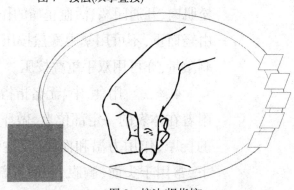

图 8　按法(拇指按)

第二章　男科推拿秘诀

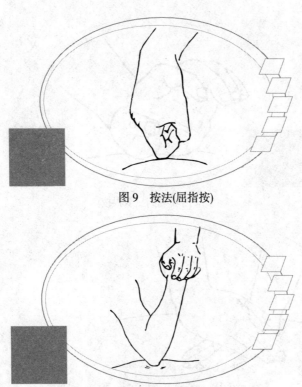

图 9　按法(屈指按)

图 10　按法(肘按)

松肌肉、开通闭塞、活血止痛的作用。用力要由轻而重，不可用暴力猛然按压。为了增加刺激量，亦可用双手重叠按压。

　　4.摩法　用食、中、无名指指面或手掌面附着在体表的一定部位上，做环形而有节奏的抚摩，作用力温和而浅，仅达到皮肤及皮下，常用于头面、胸腹、胁肋等部位，具有和

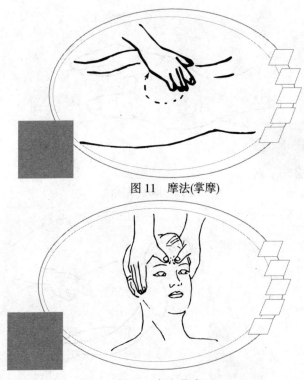

图 11　摩法(掌摩)

图 12　摩法(指摩)

中理气、消积导滞、调节情绪等作用。

　　5.揉法　用手掌或掌根、手指、掌背等贴
附在一定的部位，做轻柔缓和的环旋运动。
揉法与摩法的最大区别是揉法要求吸定，即
用手掌带动皮下组织做顺时针或逆时针方
向揉动。此法具有活血祛瘀、消肿止痛、宽胸
理气、消积导滞等作用,适用于全身各部。操

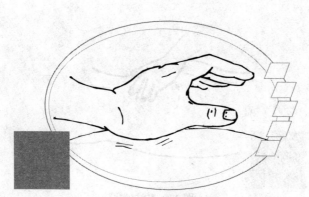

图 13　揉法(掌揉)

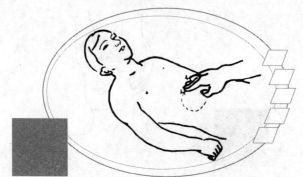

图 14　揉法(指揉)

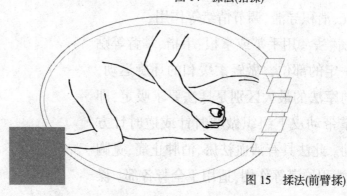

图 15　揉法(前臂揉)

作时压力要轻柔,动作要协调而有节律。

6. 擦法　用手掌或手指面紧贴皮肤,稍用力下压,做上下或左右方向的连续不断的直线往返,并产生一定的热量。此法适用于肩背、胸腹及四肢等部位,具有温经通络、行气活血、健脾和胃等作用,尤以活血祛瘀的作用为最强。根据治疗部位的不同,分为掌擦、鱼际擦、侧擦和指面擦等。

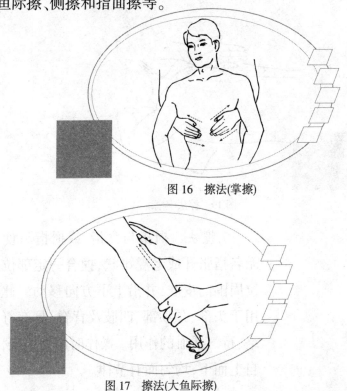

图16　擦法(掌擦)

图17　擦法(大鱼际擦)

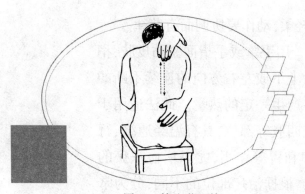

图 18　擦法(指面擦)

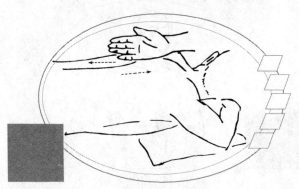

图 19　擦法(侧擦)

　　7.捏法　拇指与食指,或拇指与食、中、无名指张开成老虎钳状,捏合一定部位或穴位周围的皮肤,并沿上下方向移动。此法适用于头部、颈项部、四肢及背脊,具有舒筋通络、行气活血的作用。操作时用力要轻,循序自上而下,均匀而有节律。

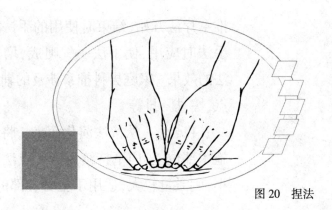

图 20　捏法

8.拍法　五指自然伸开,微微弯曲,用虚掌拍打体表。本法适用于肩背、腰臀及下肢等部位,具有舒筋通络、行气活血的作用。拍打时要有顺序、有节奏、有弹性。

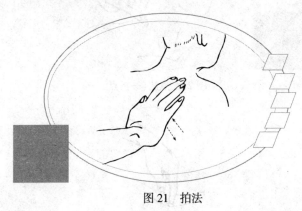

图 21　拍法

(二)辅助手法

辅助手法由基本手法演化而来,或作为

推拿疗法开始、结束时使用的手法或在变换手法时应用,使手法一气呵成,增强基本手法的效果。家庭男科推拿涉及的辅助手法有点、搓、摇、抖等。

1.点法　从按法演化而来。将指尖点在施术部位上,向下持续用力。点法施力面积小,刺激量较大,适用于全身各部的穴位,具

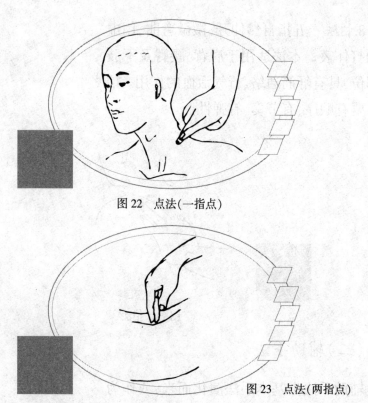

图 22　点法(一指点)

图 23　点法(两指点)

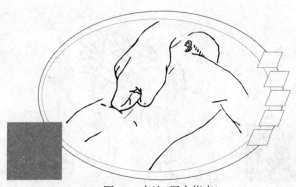

图24 点法(屈中指点)

有开通闭塞、活血止痛、调整脏腑功能的作用。常用的有一指点、两指点、屈中指点等。

2. 搓法 用双手掌面夹住一定的部位(如上肢、肩部、头部、大腿等),相对用力做快速搓揉,同时做上下往返移动。搓法适用于头部、腰背、胁肋及四肢等部位,具有调和气血、舒筋通络的作用。注意双手用力要对称,

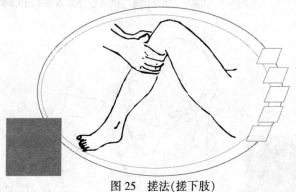

图25 搓法(搓下肢)

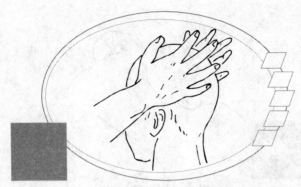

图 26 搓法(搓头)

搓动要快,移动要慢,一般作为推拿治疗的结束手法。

3. **摇法** 用单手或双手握住关节一端,按顺时针或逆时针方向做和缓的回旋转动。摇动的幅度不要太大,用力要稳。摇肩臂部时,最好用一只手保护肩关节。常用的有摇颈、摇肩臂、摇腕、摇大腿、摇踝关节等。摇

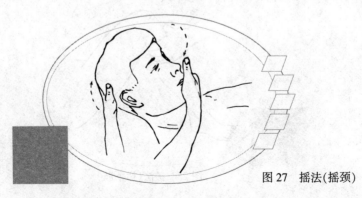

图 27 摇法(摇颈)

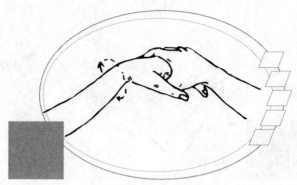

图28　摇法(摇腕)

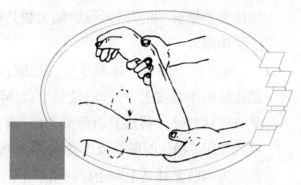

图29　摇法(摇肩臂)

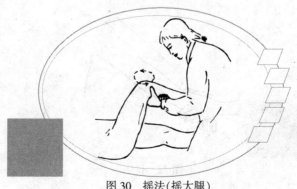

图30　摇法(摇大腿)

第二章　男科推拿秘诀

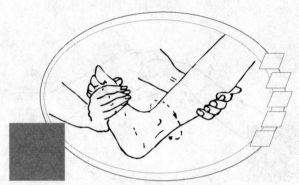

图31　摇法(摇踝关节)

　　法使关节做被动的环转活动,能加强其他手法的作用。

　　4.抖法　用单手或双手握住患肢,用力做连续的小幅度上下颤动,使整个身体随之呈波纹状抖动。抖法具有舒筋通络、调和气血的作用。操作时颤动幅度要小,频率要快,可作为四肢尤其是上肢治疗的结束手法。

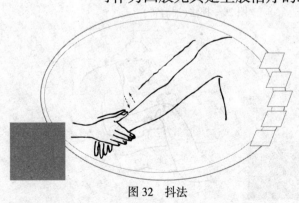

图32　抖法

5.捻法　用拇、食指螺纹面捏住一定部位,两指相对做搓揉动作。捻法一般适用于四肢小关节,具有理筋通络、滑利关节的作用,常在全部治疗结束时使用,或捻动阴茎时使用。操作时动作要灵活、快速,用力不可呆滞。

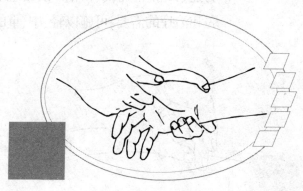

图 33　捻法

(三)复合手法

复合手法是同时采用两种或两种以上的手法,施术于一定部位,以增强手法的技巧性和连贯性,弥补单一手法的不足,提高手法的治疗效果,使患者感到更加舒适、自然。家庭男科推拿常用的复合手法有点按、按揉、推揉、掐揉、挤捏、捏脊和弹拨等。

1.点按法　是点法和按法相结合的一种复合手法。即用拇指或中指在穴位上边点边按,有节律地一点一松,一松一按,以患者感到酸、麻、胀、沉重感,以向患部周围或上下肢放散为佳。此法具有通经活络、调节脏腑功能、镇静止痛的作用。根据患者体质的强弱和治疗的需要,可施以轻、中、重的点按方法。

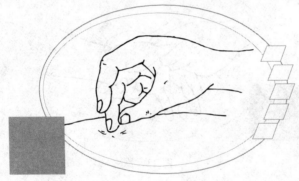

图34　点按法

2.按揉法　是按法和揉法相结合的一种复合手法。按法可聚集气血于肌肉皮肤之间,揉法则使气血沿四周分散。按法之后施以揉法,能互相协调、制约,避免手法过于呆滞和局部产生瘀血。一般可边按边揉或先按后揉。

3.推揉法　是推法和揉法两种手法相结

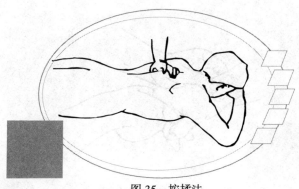

图 35　按揉法

合的一种复合手法。推法作用于经络、筋腱，揉法作用在皮毛、肌肉，推揉结合(边推边揉或先推后揉)，互相协调，可扩大治疗范围,增强疗效。

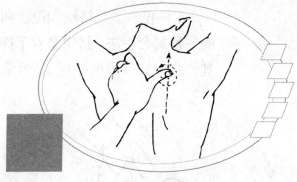

图 36　推揉法

4.掐揉法　是掐法和揉法两种手法结合的一种复合手法。操作时,以大拇指、食指指

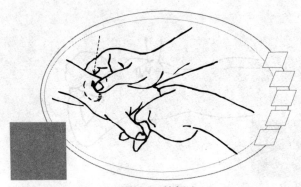

图 37　掐揉法

甲在治疗部位进行重刺激的深掐,掐后轻揉局部,以缓解不适之感。掐是目的,揉是安抚和调和,掐揉结合,可以防止局部出现青紫瘀血。

5.挤捏法　是挤法和捏法两种手法结合的一种复合手法。挤法是双手拇指或拇指与其他指向同一点的挤压,是沿垂直方向的用

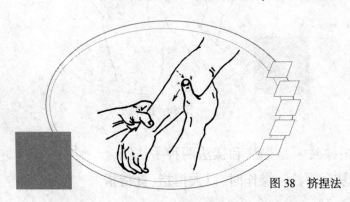

图 38　挤捏法

力;捏法则上下移动。两者结合,增强了挤压的效果和滑动感,可以舒筋通络,兴奋阳气,家庭男科推拿常用于对阴茎短小、阴茎痿软以及性功能障碍的治疗。

6.捏脊法 是捏法和提法两种手法相结合的复合手法。可用单手或双手拇指顶住皮肤,食、中指前按,三指同时夹持住皮肤,并轻轻上提,双手交替捻动向前;也可双手食指微屈,顶住皮肤,拇指前按,两指用力夹持皮肤,并轻轻提起,双手交替捻动向前。操作时应随捏、随提、随放、随着向前推进,或采用每捏三下上提一下的"捏三提一"法。捏起皮肤的多少及提拿用力的大小要适当。捏得太紧,不容易向前推进,捏少了不易提起皮

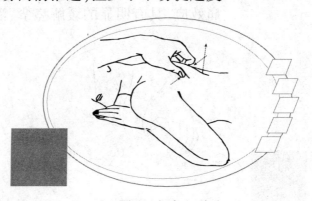

图39 捏脊法(单手)

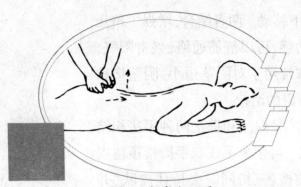

图 40　捏脊法(双手)

肤,而且皮肤痛感强烈。

　　7.弹拨法　用拇指、食指指腹相对用力紧捏肌肉或肌腱(骨缝处,需深掐才可捏起),然后做横向拨动,犹如弹拨琵琶;亦可用力提拉,然后迅速放开,使其弹回,如拉放弓弦。使用此法局部可产生强烈的酸、麻、胀、痛效应,具有明显的缓解痉挛、活血止痛作

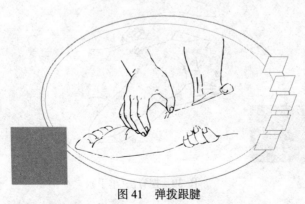

图 41　弹拨跟腱

用。弹拨时，速度宜快，力度适中，可顺着肌腱做往返拨动。老年虚弱者，宜轻、宜少做。

四、推拿的要领

（一）推拿手法十字诀

经过长期的临床探索，前辈们总结出推拿手法的十字要诀，即持久、有力、均匀、柔和、深透。

持久是指手法能持续运用一定的时间。一般每次治疗以 20~40 分钟为宜，新病、实证治疗时间短些，慢性病、虚证可稍长些。每日或隔日治疗一次，以 7~10 次为一疗程，可因病而定，灵活掌握。

有力是指手法应具有一定的力量，力量的大小应根据病人体质、病证虚实、治疗部位以及手法性质等不同情况而定。一般保健养生，力度应轻；治疗疾病，力度可重。要纠正推拿手法越重越好的偏见。

均匀是指手法要有节律性，快慢适当，轻重适宜。

柔和是指手法要轻而不浮，重而不滞，用力不可生硬粗暴，切不可擦伤皮肤，动作的变换要自然得体。

深透是手法产生的效果不可仅仅停留在皮肤、局部，而应透达深部组织和五脏六腑，或沿经络、肌腱传导，通过局部治疗使全身通泰。

任何手法操作都有一定的规律可循，只要反复练习，熟能生巧，就可掌握推拿的要诀，成为家庭的健康卫士。

（二）人体取穴的捷径

推拿治疗需要在人体的经络、穴位或特定部位上进行，取穴正确与否直接影响到治疗效果。术者应了解一些人体取穴的方法。通常采用的取穴方法有按同身寸取穴、按骨度取穴和按体表标志取穴等。

1.按同身寸取穴　以患者的手指为标准，测量取穴。

（1）病人大拇指指间关节横纹的宽度为1寸。

（2）食指、中指相并后中节的宽度为1.5寸。

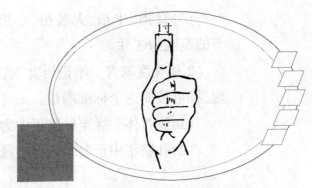

图 42　拇指指间关节横纹

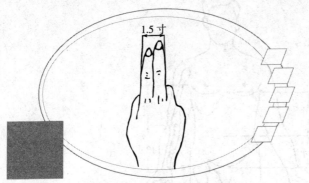

图 43　食、中指相并后中节宽度

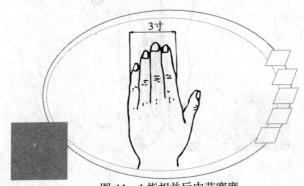

图 44　4 指相并后中节宽度

第二章　男科推拿秘诀

(3)食指、中指、无名指、小指相并后中节的宽度为3寸。

2.按骨度取穴　不论男女、老少、高矮胖瘦,都可按照这个标准测量。

(1)胸骨体下缘至肚脐正中为8寸。

(2)肚脐正中至耻骨联合上缘为5寸。

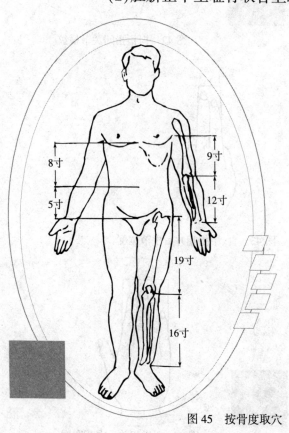

图45　按骨度取穴

(3)腋前纹头至肘横纹为9寸。

(4)肘横纹至腕横纹为12寸。

(5)股骨大转子至髌骨下缘为19寸。

(6)髌骨下缘至外踝尖为16寸。

(7)肩胛内缘至脊柱为3寸。

3.按体表标志取穴 按人体体表的自然标志取穴。常用的有:两乳之间取膻中穴,两眉之间取印堂穴,眉头内侧凹陷处取攒竹穴,两耳尖连线的交点取百会穴,屈肘横纹取曲池穴,垂手中指尽端取风市穴。此外,屈颈后颈部高骨为第7颈椎,肩胛骨下角平第7胸椎,腰部两侧拴皮带处高骨的连线平第4腰椎,其余椎体皆可依此往上下推算。这些标志有助于选取确定背部俞穴。

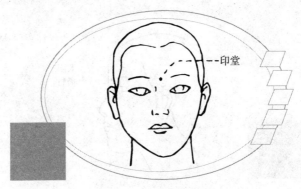

图46 两眉之间取印堂

（三）推拿治疗的十条经验

1.勤剪指甲,避免操作时划伤皮肤;用力适中,使患者感觉到关怀和体贴。

2.冬天寒冷季节,在接触皮肤前,将手搓热。

3.推拿时,按照先头面,次胸腹,再腰背,后上肢,最后下肢的顺序,一气呵成,增加舒适感和整体感。

4.推拿治疗最好选择时间充裕的晚间入睡前进行,饥饿或饭后不宜立即推拿。

5.在治疗部位的皮肤上,盖一条毛巾;或涂擦滑石粉,可使手法更加流畅、柔和,还可保护皮肤。

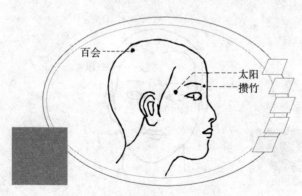

图47　取百会、太阳、攒竹

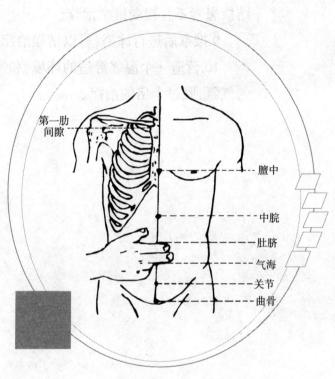

图 48　取膻中、中脘等穴

6.对精神疲劳、肌肉疲劳、阳痿、性欲减退等病患者，可先在局部涂抹一些药酒、药膏，然后进行推拿，疗效更好。

7.皮肤有溃疡、破损、糜烂(如性病)者，不要在局部施以推拿手法。

8.严重心脏病、恶性肿瘤、骨折、骨关节

结核患者不宜接受推拿治疗。

9.推拿后进行沐浴,可以增强治疗效果。

10.营造一个温馨舒适的环境,和谐有趣的气氛,胜过十倍的治疗。

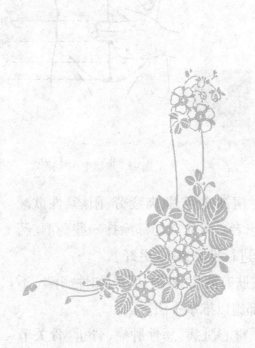

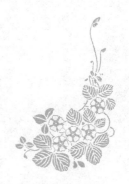

男科常见病的推拿

第三章

一、早 泄

（一）概 述

古人说:洞房花烛夜,金榜题名时。此为人生的两大幸事。有的人在新婚燕尔或夫妻久别重逢时,由于激动和急切的心理影响,神经高度兴奋,性交时过早地射精,这种现象属于正常情况,不称为早泄。

早泄是指夫妻共同生活较长时间,男性仍发生过早的射精现象,双方均没有达到性满足。早泄是一种常见的性功能障碍,日久会影响夫妻感情和性和谐。早泄发生的原因多数与精神因素有关,如精神过度紧张、焦虑、害怕性交失败等,长期手淫、纵欲过度或身体疲劳、精力不足等原因亦可引起。慢性前列腺炎、精囊炎等生殖器炎症以及全身性疾病如糖尿病、酒精或吗啡中毒等也是早泄的罪魁祸首。

推拿手法被公认为是一种行之有效的治疗早泄的方法，受到国内外患者的推崇。运用家庭推拿手法刺激阴茎、睾丸能降低性兴奋性，延缓射精，并提高射精所需要的刺激阈值，使患者不容易发生早泄。由妻子施术，还能增加彼此的信任，减少不必要的紧张、焦虑等心理负担，使性生活更加和谐。

推拿治疗的同时，患者应了解有关的性知识和性过程，特别是男女性反应的差异，掌握预防早泄的一些性技巧，做到夫妻互相协调，配合默契。对于性生活过频或身体虚弱者，夫妻最好分居一段时间，养精蓄锐，增强体质，然后再同房。有生殖器官炎症者，应积极治疗；包皮过长或包茎者，需做包皮环切术。此外，提倡使用避孕套，可有效地减轻对阴茎头(龟头)的刺激，预防和治疗早泄。

（二）主要症状及推拿手法

1.手淫患者的早泄

1)症状表现

(1)双方未达到性高潮而过早地射精。

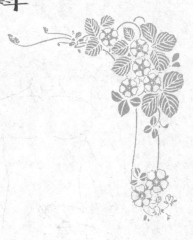

(2)性欲亢奋。

(3)阴茎容易勃起。

(4)滑精或遗精。

(5)头昏眼花。

(6)腰膝酸软。

(7)五心烦热。

(8)潮热盗汗。

(9)口干咽燥。

(10)失眠梦多。

(11)小便赤涩,大便干燥。

(12)舌嫩红少苔,脉细数。

2)推拿的手法

(1)摩腹 手掌紧贴脐下腹部,按顺、逆时针方向摩动各72次,使局部产生温热感。

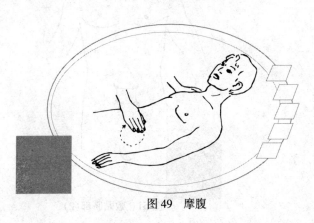

图49 摩腹

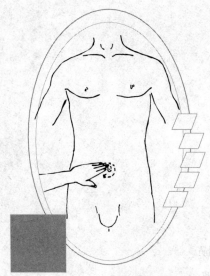

图 50　敷贴脐部(1)

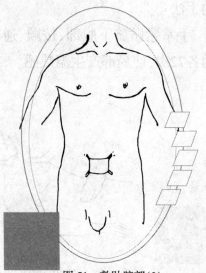

图 51　敷贴脐部(2)

(2)敷贴脐部　先以食、中、无名指指腹依顺、逆时针方向揉脐5分钟，令脐部有热感。然后将露蜂房、白芷各10克,烘至发脆,共研细末,以醋调成面团状,敷贴于脐上,外用纱布盖上,橡皮膏固定3~5小时,每日1次,或间日1次,连续3~5次。

(3)擦足三阴　食、中、无名指指腹自大腿内侧由下向上轻擦至阴囊旁大腿根部8~10分钟,至局部有明显的酸胀感。

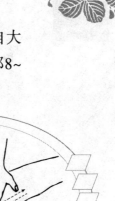

图52　擦足三阴

(4)按揉太溪、照海　拇指或食指按揉太溪(内踝尖与跟腱之间的凹陷中)、照海(内踝正下缘的凹陷中)3~5分钟，交换另一侧按同样手法进行。

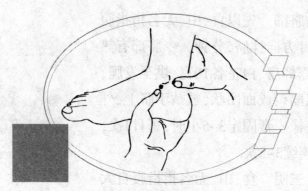

图53 按揉太溪、照海

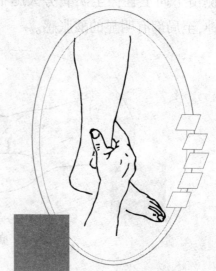

图54 点按三阴交

（5）点按三阴交 中指尖分别点按双侧三阴交(内踝上3寸,胫骨内后缘取穴)5~8分钟。

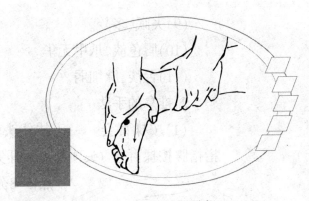

图55 搓涌泉

(6)搓涌泉　手掌大鱼际按前后方向分别搓动双侧涌泉穴(足心凹陷中)5~8分钟,令足底发热。治疗时,可嘱患者将注意力集中于足底涌泉处。

2.操劳过度的早泄

1)症状表现

(1)性高潮到来之前过早地射精。

(2)精液清稀量少。

(3)性欲减退。

(4)形体消瘦。

(5)面色苍白,头晕眼花。

(6)气短体倦,声音低怯。

(7)纳差便溏。

(8)心悸怔忡,自汗易感冒。

(9)失眠、多梦。

(10)唇色淡,爪甲无华。

(11)舌淡,脉细弱。

2)推拿的手法

(1)按揉百会 一手扶住头部,一手拇指指腹按揉百会(头顶部,两耳尖连线的中点)5~8分钟,使局部产生沉紧感。

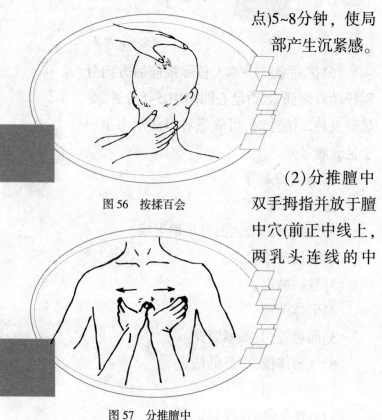

图56 按揉百会

(2)分推膻中 双手拇指并放于膻中穴(前正中线上,两乳头连线的中

图57 分推膻中

点),同时向两侧分推至胁肋部,操作5~8分钟。两手用力要均匀、协调、轻重一致。

(3)点按中脘　食指或中指指端点按中脘穴(前正中线上,肚脐上4寸)100次,力度适中。

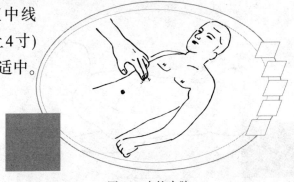

图58　点按中脘

(4)揉气海、关元　拇指和食指指端分别置于气海、关元两穴上(前正中线上,脐下1.5寸、3寸处),轻轻揉动5~8分钟,使热感透达深部组织。

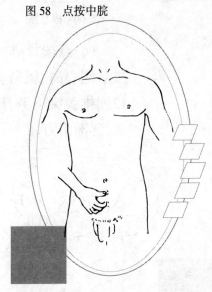

图59　揉气海、关元

（5）擦督脉　手掌置于腰骶部,沿脊柱(督脉)反复上下擦动100次,令热感传至胁肋及会阴部。

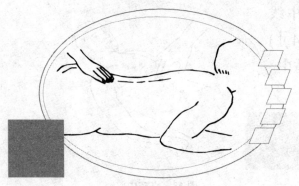

图60　擦督脉

（6）点按背俞　食指或中指指端分别点按双侧心俞、膈俞、脾俞、胃俞穴(第5、7、11、12胸椎棘突下旁开1.5寸)5~8分钟，先轻后重,逐渐用力。

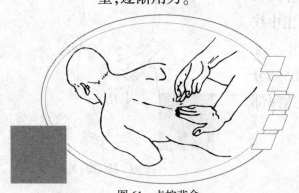

图61　点按背俞

(7)按揉足三里　拇指指端分别按揉两侧足三里穴(外膝眼下3寸，胫骨外缘1横指处)，使局部产生较强的酸胀感，并感觉沿经络上下传导。

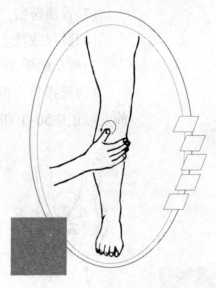

图62　按揉足三里

3.精神紧张的早泄

1)症状表现

(1)阴茎勃起，未插入阴道或插入后，在性高潮未到之前即射精。

(2)心跳加速。

（3）面赤自汗。

（4）呼吸急迫，喘促不宁。

（5）小便频数。

（6）手足心冷汗。

（7）舌淡苔白。

（8）脉促或数。

2）推拿的手法

（1）推攒竹　两手拇指从眉心交替推向前发际正中50~100次，力度适中。

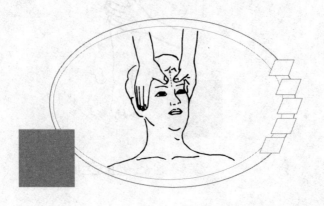

图63　推攒竹

（2）推坎宫　两手拇指或食指分别沿两侧眉头，经眉弓推向眉梢50~100次。注意手法应平稳着实，不要轻浮。

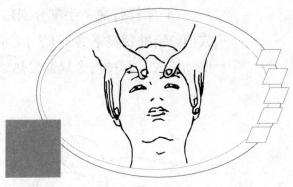

图64 推坎宫

(3)揉劳宫 拇指指端分别揉按双侧劳
宫穴(屈中指,指尖所对应的掌心部位)5~8分
钟,令掌心产生轻微的酸胀感。

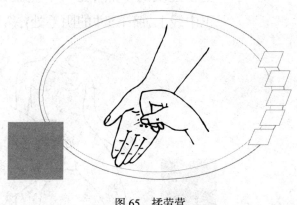

图65 揉劳营

（4）摩揉肾俞　手掌分别贴于双侧肾俞穴(第2腰椎棘突下旁开1.5寸)，沿顺、逆时针摩动该穴5~8分钟，令局部发热。

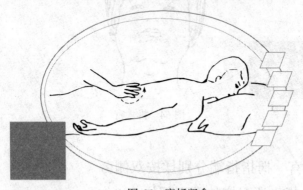

图66　摩揉肾俞

（5）疏任督　一手置于会阴穴(肛门与阴茎根连线的中点)，另一手侧放在曲骨穴(前正中线上，脐下5寸的阴毛处)，然后双手同时

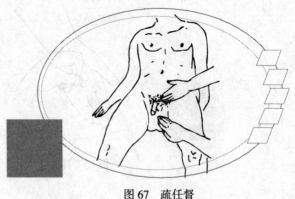

图67　疏任督

用力摩擦睾丸5~8分钟,力度由轻到重,使局
部产生胀、热感。

(6)提阳根 一手掌贴于丹田部位(前正
中线上,脐下1.3寸处),一手握住阴茎,向上、
下、左、右各个方向提拉100次,提拉的力量
应大于握捏之力。

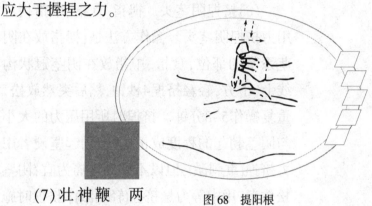

图68 提阳根

(7)壮神鞭 两
手掌夹持阴茎(龟头外
露),逐渐用力来回搓
动100~200次。当
产生射精感时,

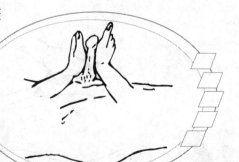

图69 壮神鞭

停止不动,此时,术者一手持阴茎,另一手食、中二指从输精管根部点压会阴穴(肛门与阴茎根连线的中点),同时,嘱患者收腹提肛(如忍大便状),用意念控制,待射精感完全消失后,再侧卧休息,或重复本法。

(8)挤捏阴茎头 拇指、食指、中指相对用力挤捏阴茎头。操作方法是:拇指放在阴茎系带的部位,食指、中指放在阴茎冠状沟线上、下方,轻轻挤捏4秒钟,然后突然放松,重复操作5~8分钟。挤捏时所用压力的大小与阴茎勃起的程度成正比,即勃起坚硬者用力挤捏(重刺激),但以不感到疼痛为宜;阴茎松软者,用中等力量挤捏(轻刺激)。挤捏时施加压力的方向应从前向后,不能从一侧向另

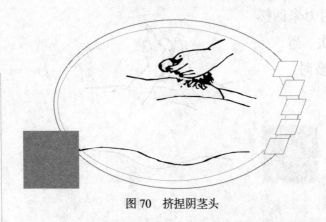

图70 挤捏阴茎头

一侧。术者应用面积较宽的指腹进行操作，避免指甲捏夹或搔刮阴茎，这种手法可缓解射精的紧迫感。当早泄症状得到改善后，可改用在阴茎根部施挤捏术，或配合性交动作进行。多数患者早泄症状在治疗的2周左右即可改善，重建射精的合适时间，完全进入正常的性生活阶段。应坚持使用本法3~6个月以巩固疗效。前面提到的两类早泄也可采用本方法治疗，一般短期内即可获效。

二、阳　痿

（一）概　述

阳痿是指男性在有性欲的情况下，阴茎不能勃起进行性交，或阴茎虽能勃起，但不能维持足够的时间和硬度，无法完成正常性生活的一种病证，多发生在20~40岁性机能旺盛的年龄。若平素性生活正常，偶尔由于一时性疲劳、重病或焦虑、醉酒等原因引起，不属病态；或由于新婚过分紧张及缺乏必要的性知识，或是因为有过手淫史而有思想负担造成阳痿，亦不属病态。此外，如果因为阴茎本身病变如尿道下裂、包茎畸形等引起的阳痿，应及时看医生，然后进行推拿治疗。

紧张、忧虑、恐惧等精神因素是导致阳痿最常见和最主要的原因，占发病的八成至九成，因此，保持健康的心态和和谐的夫妻关系是预防和治疗阳痿的重要方法。中医在性心理上，十分重视"神交"，即男女在精神、肉体上的交会，达到"我中有你，你中有我"的境界。当此神交之时，夫妻愉悦，气和志达，气机调畅，精血充盈，阴阳平和，能防止阳痿的发生。此外，性交环境应避免嘈杂和暴露，减少外界的干扰，避免醉酒、生病或疲劳后性交。新婚者还应避免性生活太过，特别应避免短时间内重复性交，因为此时身体需要更强烈的刺激才能使阴茎勃起并射精，日久会导致大脑神经中枢呈抑制状态，产生机能性阳痿。

家庭推拿是治疗阳痿的有效方法。夫妻间的抚慰，能消除彼此的戒备和紧张、恐惧心态，使全身放松；较长时间的按摩，又能振奋和鼓舞阳气，使阴茎保持勃起，维持男女性生活的和谐、协调。

（二）主要症状及推拿手法

1.性生活过度的阳痿

1)症状表现

（1）阴茎不能勃起或虽能勃起,但不能维持足够的时间和硬度以完成性生活。

（2）腰膝酸软,喜揉按,拍打后减轻。

（3）面色苍白。

（4）怕冷,四肢不温。

（5）精神萎靡不振。

（6）头昏耳鸣,气短乏力。

（7）舌淡,舌体胖大,边有齿痕。

（8）脉微弱或沉迟。

2)推拿的手法

（1）揉小腹部

将双手掌摩擦热后,手掌重

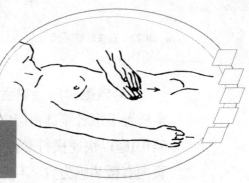

图71 揉小腹部

叠贴于脐下腹部(丹田处)进行沿顺、逆时针方向的旋转揉动,使深部肌肉随手法运动并产生热感,每次施术8~10分钟。

(2)点按肚脐关元　拇指和食指分别置于肚脐和关元(前正中线上,脐下3寸)处进行点按,力度由轻到重,逐渐加大。每次点按5~8分钟。

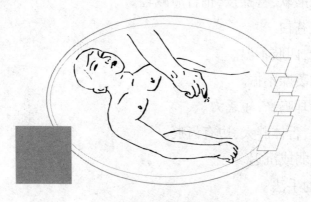

图72　点按肚脐关元

(3)横擦命门　患者俯卧,术者将单手掌横置于患者腰部命门穴(第2腰椎棘突下凹陷中)施以快速横行摩擦手法5~8分钟,以小腹内有微热感为宜。不宜向上或向下脱离命门,亦不可重力按压。

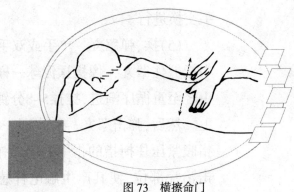

图73　横擦命门

(4)揉精索　拇指、食指和中指相对用力,轻轻挤捏搓揉阴囊精索部3~5分钟,力度应适中,并由轻到重,不可猛力挤揉。亦可两

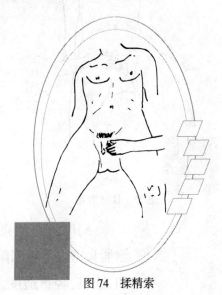

图74　揉精索

手交换进行。

(5)揉、弹睾丸　单手或双手拇、食指和中指握住睾丸，像搓揉泥球一样进行揉动，由轻至重循序渐进，搓揉5~8分钟或100次以上。然后，弹击睾丸3~5次，即一中指或食指指腹紧压住拇指的指甲并用力弹出，连续弹击治疗部位，使其产生触电样感觉，并扩散到大腿根。弹击时力度不可太大。

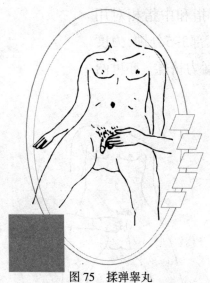

图75　揉弹睾丸

(6)摩脚心涌泉　拇指指腹分别按摩双侧涌泉穴 (足心凹陷中)3~5分钟，动作宜缓和、连贯,轻重适度。

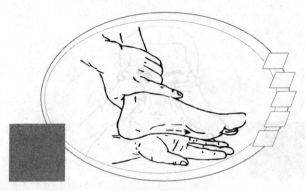

图76 摩足心涌泉

2.精神紧张的阳痿

1)症状表现

(1)阴茎不能勃起或虽能勃起,但维持的时间和硬度不够。

(2)精神紧张、胆怯多疑或烦躁易怒。

(3)胁肋胀痛。

(4)食少纳差,胸闷腹胀。

(5)口苦、咽干、目眩。

(6)心悸,自汗。

(7)舌淡,苔薄。

(8)脉弦细。

2)推拿的手法

(1)揉太阳 双手拇指指端揉按两侧太阳穴(眉梢与外眼角连线的中点向后1寸处),

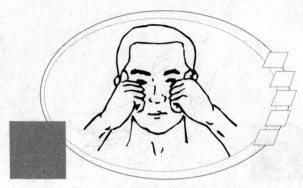

图77 揉太阳

顺、逆时针各36次,力度适中。

(2)拿肩井 双手拇指与食指、中指、无名指相对用力拿捏两侧肩井穴(肩部最高点与屈颈后颈部骨性突起连线的中点),提捏时用力适中,宜深透,以整个肩背部放松为度。

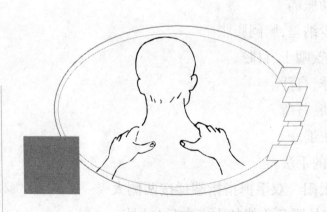

图78 拿肩井

　　(3)推运脾胃　双手重叠,以掌心置于中脘穴(前正中线上,脐上4寸)按顺、逆时针方向摩运3~5分钟,然后双掌向下推运至气海(前正中线上,脐下1.5寸),再按顺、逆时针方向摩运3~5分钟。手法宜均匀、和缓,一气呵成。

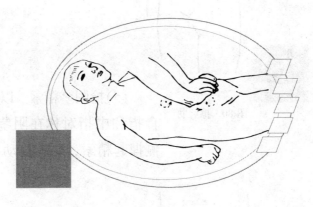

图79　推运脾胃

　　(4)擦胁肋　双手掌由腋下两胁向脐部往返擦动,摩擦至两腹股沟内侧阴毛部位。摩擦时要紧贴皮肤,不可跳跃,令胁肋及腹部有温热感即可,擦5~8分钟。

第三章　男科常见病的推拿

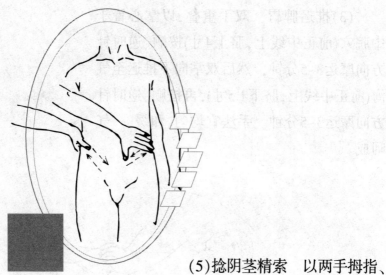

图80 擦胁肋

(5)捻阴茎精索　以两手拇指、食指和中指对称在阴茎根部的两侧捏起精索，左右捻动各50次,以

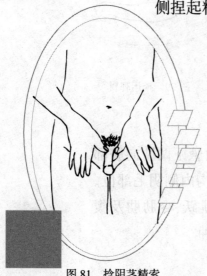

图81 捻阴茎精索

感觉轻微酸胀、舒适不痛为宜。

3.外伤引起的阳痿

1)症状表现

(1)阴茎不能勃起,或虽能勃起但硬度不够。

(2)性欲淡漠或早泄。

(3)局部刺痛,夜间加重。

(4)面色紫黯。

(5)舌质紫黯,有瘀斑或瘀点。

(6)脉沉涩。

2)推拿的手法

(1)点按气海、关元　食指、中指同时点按气海、关元两穴(前正中线上,脐下1.5寸和3寸处),以有胀感传至阴茎为度,3~5分钟。

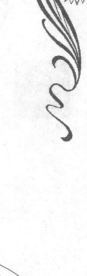

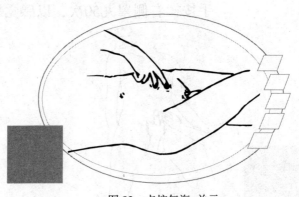

图82　点按气海、关元

（2）拿腹部肌肉　双手拇指与食、中、无名指屈曲,相对用力提拿腹直肌30~50次。提起时可轻轻抖动,以增强治疗效果。

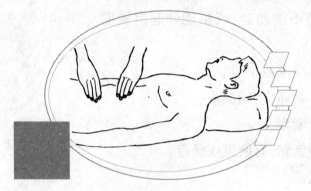

图83　拿腹部肌肉

（3）揉睾丸　一手将阴茎、阴囊一同抓住,虎口在前,使阴囊和阴茎露出在虎口的外面,另一手掌按揉左侧睾丸50次,然后换手按揉右侧睾丸50次,以感觉睾丸轻微酸

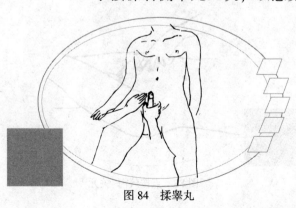

图84　揉睾丸

胀、舒适不痛为宜。

(4)捶睾丸 两手握成空拳,交替捶打同侧睾丸各25次,以能耐受为度,切不可施加暴力。

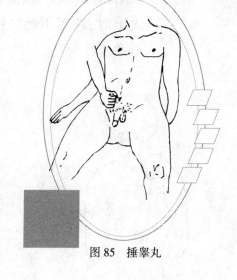

图85 捶睾丸

(5)点按命门、肾俞 拇指指端分别点按命门、肾俞(第2腰椎棘突下凹陷中及该穴旁开1.5寸)3~5分钟, 然后按揉该部位1~3分钟。

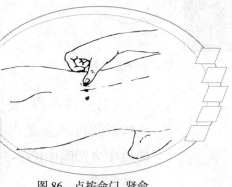

图86 点按命门、肾俞

(6)背部走罐　在脊柱两侧涂以少量油膏(如凡士林),将火罐吸定于腰骶部,然后沿脊柱两侧肌肉按左升右降的顺序运动火罐,在第1胸椎和第5腰椎处分别跨过脊柱。运动火罐时,速度不要过快,以局部出现潮红或微微紫红为宜。

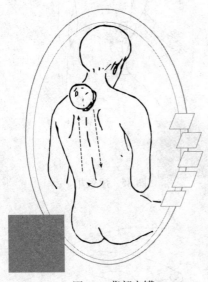

图87　背部走罐

(7)点揉血海、委中　拇指或食指指尖点揉双侧血海(膝盖内上缘上2寸处)、委中(腘横纹中央凹陷中)各3~5分钟,令局部产生明显的酸胀感。

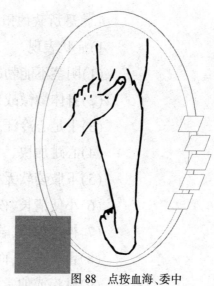

图88　点按血海、委中

　　(8)拿足三阳经　双手拇指与食、中、无名指相对用力,拿捏双下肢外侧足三阳经之经筋,自下而上,均匀有力,从外踝至髋部,往返3~5次。

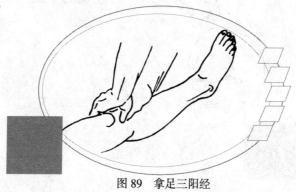

图89　拿足三阳经

4.惊恐所致的阳痿

1)症状表现

(1)阴茎不能勃起,或勃起不坚硬。

(2)身体微微战栗。

(3)手足心冷汗。

(4)心跳加快。

(5)下肢萎软无力。

(6)小便清长、夜尿频多或大小便失禁。

(7)神志惊惶,若六神无主。

(8)舌淡苔白,面色乍青乍白。

(9)脉疾或如常脉。

2)推拿的手法

(1)点按百会　拇指或食指指端点按百会 (两耳尖连线的中点,头顶凹陷处),

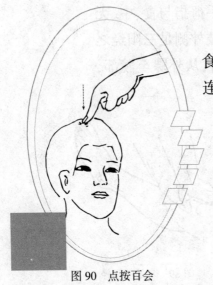

图90　点按百会

垂直地用力点按1~3分钟,由轻到重,同时微微颤动,使局部产生明显的紧胀感。

(2)推揉手三阴经 手掌根或大鱼际肌用力推揉双上肢内侧手三阴经,从腕横纹推揉至肘窝,3~5分钟。

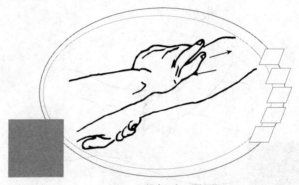

图91 推揉手三阴经

(3)点揉内关、神门 食指或中指点揉双侧内关(腕横纹中点上2寸,两筋之间)、神

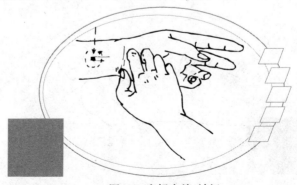

图92 点揉内关、神门

门(腕横纹小鱼际端凹陷中)1~3分钟,令局部产生明显的胀麻感。

(4)掌按八髎　双手掌重叠紧贴在八髎穴(骶骨两侧第1~4骶后孔中),用力按压该部位50~100次,使局部温热感传至阴部及大腿根处。

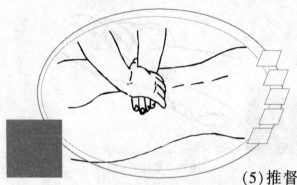

图93　掌按八髎

(5)推督脉　双手掌重叠,置放于腰骶部,沿脊柱(督脉)从下向上推至肩

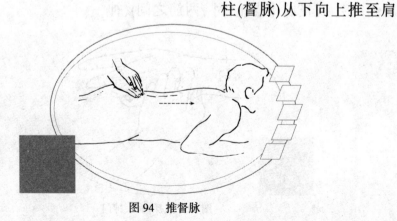

图94　推督脉

背部5~8分钟,反复进行,力度适中。

(6)擦大腿内侧足三阴　两手掌对搓发热,分别沿双大腿内侧向上擦至阴囊旁大腿根部约5~8分钟。反复上下擦动,大腿根部可产生明显酸胀感。

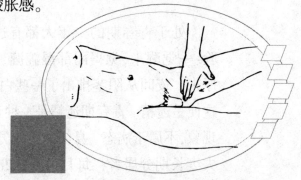

图95　擦大腿内侧足三阴

(7)点按行间、太冲　食指或中指分别点按两侧行间 (第1~2趾缝间凹陷中)、太冲(行间上1.5寸)穴3~5分钟,力量稍重,以微酸痛为宜。

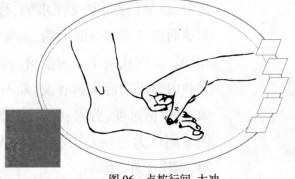

图96　点按行间、太冲

三、遗 精

（一）概 述

处于青春期的少年大都有过这样的体验：一觉醒来，觉得阴部湿漉漉、黏糊糊的，原来，夜间从阴茎排出了一些白色的精液，这便是遗精。青春期遗精是一种正常的生理现象，不属于病态。身体健康的男性，尤其是夫妻长期分居者，每月可有1~2次生理性遗精。

频繁地遗精，且伴有头昏眼花、耳鸣如蝉、腰酸腿软、心慌自汗、精神萎靡不振以致严重影响学习和工作的，称为病理性遗精。其中，夜梦纷纭，梦见淫事的，称为"梦遗"；无梦而遗精或清醒时泄精，则称为"精滑"或"滑精"。现代医学认为遗精与神经、精神因素和内分泌功能失调有关，如不良的精神刺激、性生活过度、劳累、久病、体质虚弱等。中医学则认为遗精是由于"思想无穷，所愿不得，意淫于外"所致。

推拿治疗能强壮腰肾，防治精液的滑脱。治疗中，精神的调养亦不可少。一方面，不要对遗精过分地焦虑，以免造成神经衰弱，引起恶性循环；另一方面，要避免各种色情刺激，戒除幻想，积极参加各种有益的文体活动，努力把自己从沉湎在有关性的问题中解脱出来，建立规律的作息时间和婚后正常的性生活，注意劳逸结合。

此外，宜经常更换内衣内裤，睡觉时两手避免放在生殖器部位，衣被不宜过暖、过厚，不穿牛仔裤等紧身衣裤，尽量减少对阴茎的摩擦刺激。有生殖器官炎症病变的，如前列腺炎、尿道炎等，应积极采用中西医治疗。

（二）主要症状及推拿手法

1.早婚或手淫引起的遗精
1)症状表现
(1)频频滑精或睡梦中遗精。
(2)头晕眼花。
(3)耳鸣如蝉。
(4)腰膝酸软或劳作后腰痛加重。
(5)面容憔悴，精神萎靡不振。

(6)小便清长,夜尿频多。

(7)舌淡或舌红少苔。

(8)脉细数或沉细。

2)推拿的手法

(1)抓抖肚脐　先用手掌根揉动肚脐3~5分钟,然后用拇指与食、中、无名指相对用力提起肚脐边缘皮肤,再轻轻抖动,5~8分钟。

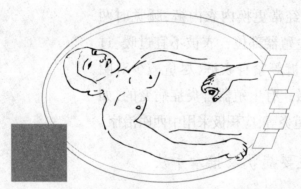

图97　抓抖肚脐

(2)膏摩关元　将中药五倍子、海螵蛸、龙骨等量焙干研为末,加入少量蜂蜜或凡士林,搅匀后涂抹在关元穴(前正中线上,脐下3寸处),然后将一手拇指或食、中二指并拢,摩动该穴5~8分钟,令局部产生明显的温热感。

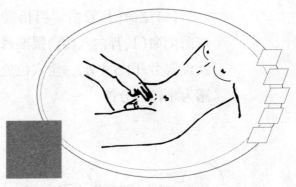

图98　膏摩关元

(3)擦背部足太阳经　将两手掌对搓发热，置于脊柱两侧足太阳膀胱经(脊柱旁开1.5寸、3寸处)，以掌根用力上下擦动，若触到条索状硬物或有压痛感，可加大力度或用拇指按揉，5~8分钟。

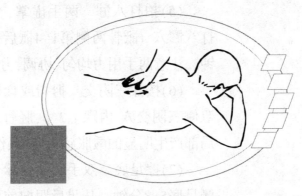

图99　擦背部足太阳经

(4)揉命门、肾俞　拇指或食指分别揉按两侧命门、肾俞穴(第2腰椎棘突下凹陷中及该穴旁开1.5寸处)，至穴位处有明显酸胀感为止,3~5分钟。

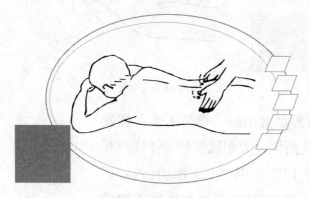

图100　揉命门、肾俞

(5)拍打八髎　两手虚掌,交替轻轻拍打八髎穴 (骶骨两侧第1~4骶后孔中)5~8分钟。注意两手用力均匀、协调,力度适中。

(6)按揉三阴交　拇指或食指分别按揉双侧三阴交穴(内踝上3寸,胫骨内后缘),以局部产生明显的酸胀感为度,操作3~5分钟。

(7)擦足底　双手掌大鱼际分别擦动同侧足底5~8分钟, 从足后跟向前擦至足趾基底部,再返回足后跟。用力稍重,使足底产生

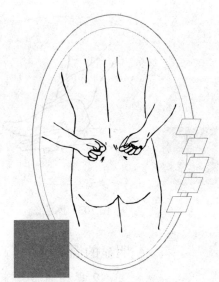

图 101　拍打八髎

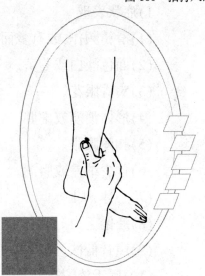

图 102　按揉三阴交

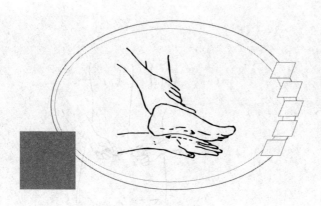

图103 擦足底

明显的温热感。

2.思虑过度引起的遗精

1)症状表现

(1)滑精频作,或有梦而遗。

(2)面色淡白或萎黄。

(3)头昏眼花。

(4)形体消瘦或虚胖。

(5)胸闷腹胀。

(6)食少纳差或腹泻。

(7)心悸,失眠。

(8)疲倦乏力。

(9)声音低怯。

(10)唇舌淡,苔薄白。

(11)脉细弱。

2)推拿的手法

(1)按揉膻中　食、中、无名指并拢,以指端按揉膻中穴(两乳头连线的中点)3~5分钟。亦可用右手掌根按揉,以增强疗效。

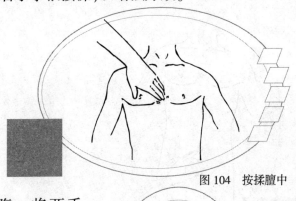

图104　按揉膻中

(2)摩腹　将两手掌搓热,重叠置于脐下腹部,按顺、逆时针方向摩动3~5分钟,至腹部温热为止。虚甚者,亦可仅逆时针方向摩动180次。

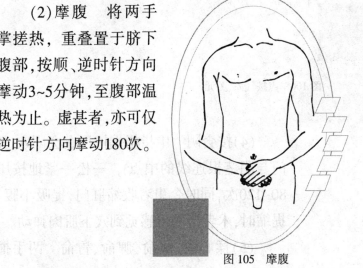

图105　摩腹

(3)点按气海、关元 拇指和食指端着力,同时点按气海、关元穴(前正中线上,脐下1.5寸、3寸处)3~5分钟,先轻后重,逐渐用力。

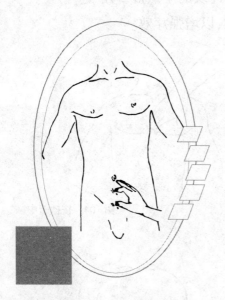

图106 点按气海、关元

(4)按会阴 中指指端按压在会阴穴(肛门与阴茎根连线的中点),一松一紧地按压80~120次,同时令患者收缩肛门,提吸小腹。提缩时,术者指端可感觉到穴下肌肉弹动。

(5)揉心俞、膈俞、脾俞、胃俞 两手拇

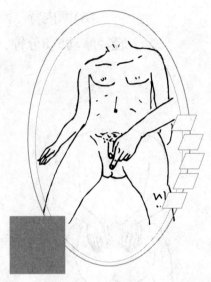

图107 按会阴

指或食指指端置于脊柱两侧,分别同时揉双
侧心俞、膈俞、脾俞、胃俞5~8分钟,令产生明
显的酸胀感,并可感觉传至胸腹部。

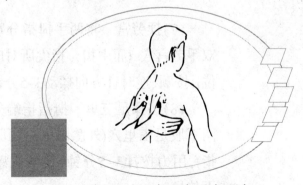

图108 揉心俞、膈俞、脾俞、胃俞

第三章 男科常见病的推拿

（6）摩内肾　两手掌置于腰部两侧肾区，轻轻摩动5~8分钟，令温热感透达肾区。

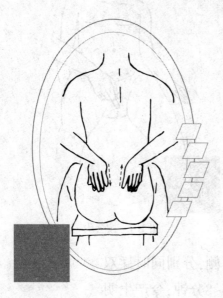

图109　摩内肾

（7）揉劳宫　将两手拇指分别置于患者双手劳宫穴（屈中指，指尖所对应的掌心部位），按顺、逆时针方向揉动3~5分钟。

（8）按揉足三里　拇指指端分别置放在两下肢足三里穴（外膝眼下3寸，胫骨外一横指），用力按揉3~5分钟，使酸胀感沿小腿上下传导。

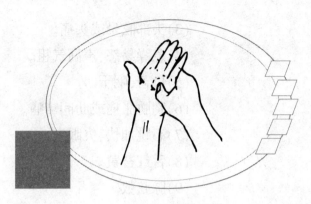

图 110　揉劳宫

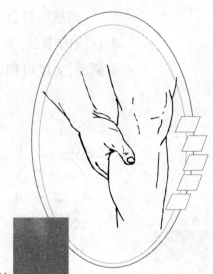

图111　按揉足三里

3.情绪激动引起的遗精

1)症状表现

(1)遗精频作。

(2)面红目赤。

(3)头部眩晕或头痛。

(4)急躁易怒,声高气粗。

(5)口苦,咽干。

(6)胸胁胀痛或肋间窜痛。

(7)心跳加快,失眠。

(8)舌红苔黄。

(9)脉弦数。

2)推拿的手法

(1)按压百会　拇指指端按压百会(两耳尖连线的中点,头顶凹陷中)1~3分钟。采用重刺激,力度可稍大。

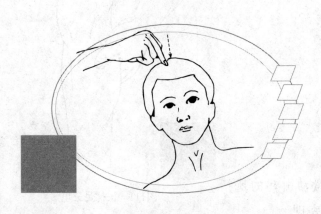

图112　按压百会

(2)揉风池　双手拇指指端分别置于同侧风池穴(后发际上1寸,胸锁乳突肌与斜方肌之间凹陷中),用较重的力度揉按1~3分钟,令局部出现明显的酸胀感,并可感觉传至前额。揉按力度以患者能耐受为度。

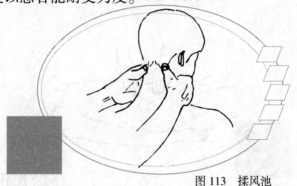

图113　揉风池

(3)搓摩胁肋　两手掌置于同侧腋下,自后上方向前下方搓摩至腹股沟处,3~5分钟。此操作可反复进行,频率稍快,力度适中。

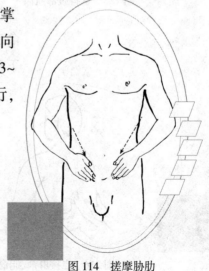

图114　搓摩胁肋

第三章　男科常见病的推拿

(4)拿抖腹部肌肉　两手拇指与食、中、无名指相对用力,分别提拿腹部肌肉,由上到下,由两侧到中央,提起时顺势抖动肌肉,以增加刺激量。本法可操作5~8分钟,使腹部肌肉充分放松。

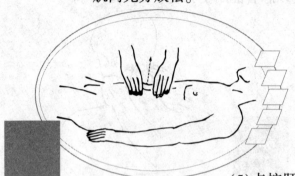

图115　拿抖腹部肌肉

(5)点按肝俞、胆俞　两手拇指同时点按脊柱两侧肝俞和胆俞 (第9~10胸椎棘突下旁开1.5寸处)1~3分钟,手

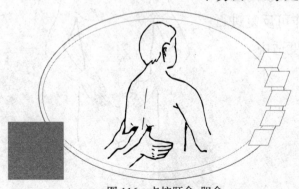

图116　点按肝俞、胆俞

法宜重,但持续时间不可过长。

(6)掐揉阳陵泉　拇指指端或指甲分别掐揉双侧阳陵泉(腓骨小头前下方凹陷中),掐时力重,揉时力轻,至酸胀感或胀麻感上下传导为度。

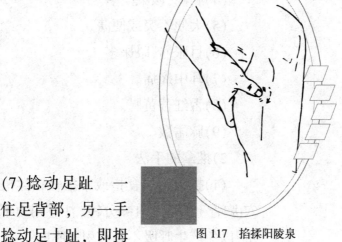

图117　掐揉阳陵泉

(7)捻动足趾　一手扶住足背部,另一手依次捻动足十趾,即拇指与食指相对用力从趾根捻动至趾尖,反复进行3~5遍。

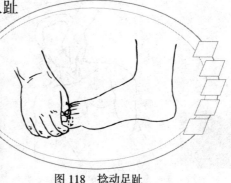

图118　捻动足趾

4.嗜食烟酒引起的遗精

1)症状表现

(1)遗精或滑精。

(2)阴囊瘙痒潮湿。

(3)口苦黏腻。

(4)胸闷,咳嗽痰多。

(5)大便不爽或便溏。

(6)目胀痛,眼屎多。

(7)耳中痒痛。

(8)舌红苔黄腻。

(9)脉濡数。

2)推拿的手法

(1)揉天突　食指或中指轻轻揉按天突穴(胸骨上窝正中)1~3分钟。注意用力不可太重,以免产生呼吸不畅或引起呕吐。

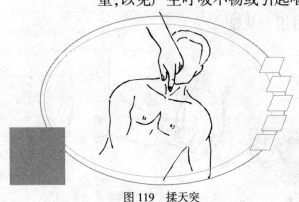

图119　揉天突

(2)分推膻中　两手食、中、无名指指尖并拢,置于膻中穴(两乳连线的中点),分别向两侧推至乳外胁肋部。操作时用力要稳,手指紧贴皮肤,两手用力均匀、协调,50~100次为宜。

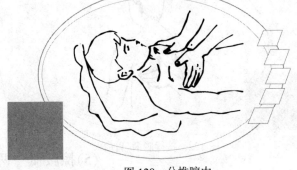

图120　分推膻中

(3)点按中极　食指或中指指端点按中极穴(前正中线上,脐下4寸或耻骨联合上1寸)。同时嘱患者用力夹紧大腿根,上提会阴部,收缩肛门,反复进行5~8分钟。

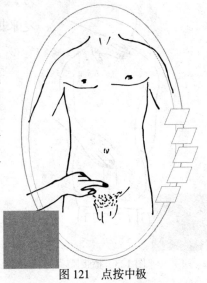

图121　点按中极

（4）按揉脾俞、胃俞　两手拇指或食指同时点按脊柱两侧脾俞、胃俞穴(第11、12胸椎棘突下旁开1.5寸处)1~3分钟,用力稍重。

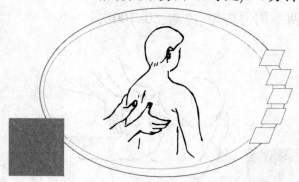

图 122　按揉脾俞、胃俞

（5）擦腰骶　两手掌、指着力,紧贴皮肤,从腰部至骶部反复来回重力摩擦3~5分钟。

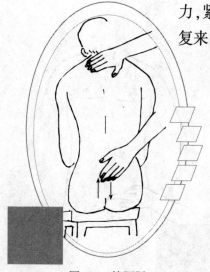

图 123　擦腰骶

(6)按揉丰隆　两手拇指分别揉按双下
肢丰隆穴(外膝眼与外踝尖连线的中点,胫骨
外二横指)3~5分钟,用力稍重,至局部酸胀感
明显为宜。

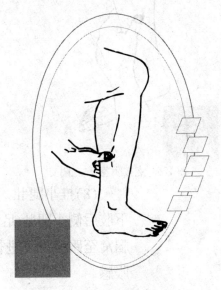

图124　按揉丰隆

(7)点按阴陵泉、三阴交　拇指或食指
指端分别点按双下肢阴陵泉 (胫骨内侧髁下
缘凹陷中)、三阴交(内踝尖上3寸,胫骨内后
缘)3~5分钟,力度适中,透达深部肌腱,令局
产生酸胀感。

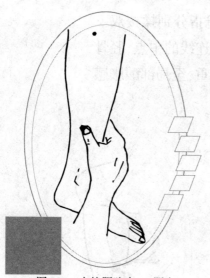

图125　点按阴陵泉、三阴交

(8)推小腿肚　手掌大鱼际用力推动双下肢后侧小腿肚(足太阳膀胱经)3~5分钟,从腘窝至跟腱反复进行,令局部产生明显的酸胀感。

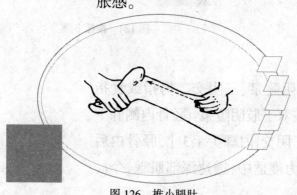

图126　推小腿肚

四、阴茎异常勃起

（一）概　述

有的人为了增强性欲,服用过量的壮阳春药,导致性交后阴茎仍勃起不倒,轻者数小时,重者数日,这种现象称为阴茎异常勃起。其他如神经性、机械性、疾病等原因也可引起本病。阴茎异常勃起严重影响正常的工作和生活,患者苦不堪言,其主要表现为阴茎肿胀,若与衣裤摩擦,会引起皮肤溃烂,有的还会出现小便涩痛,会阴部发胀,日久还会导致阳痿、精液浑浊等病证,后患无穷。

正常的性欲来自男女双方的欢愉,是阴阳消长的结果。过量服用壮阳药,犹如竭泽而渔,会导致肾精枯竭,阴阳两衰,故壮阳类药物不可妄用,应在医生指导下服用。患本病者宜少饮酒, 宜穿宽松舒适的长裤和内裤,不要穿牛仔裤,避免摩擦阴茎。推拿能放松肌肉,减少阴茎部血液的瘀积,活血通络,对本病有较好的治疗作用,但操作中应避免对阴茎不必要的直接刺激。

（二）主要症状及推拿手法

1.滥服壮阳药引起的阴茎异常勃起

1)症状表现

(1)性交后阴茎仍勃起不倒,数小时至数日不等。

(2)阴茎肿胀、微痛。

(3)面部烘热,眩晕目赤。

(4)口燥咽干,渴欲饮冷。

(5)烦躁不安,夜不能寐。

(6)性欲亢进,遗精或滑精。

(7)口苦,唇红。

(8)大便干结,小便涩痛。

(9)舌尖红赤、生疮,苔黄燥。

(10)脉滑数或细数。

2)推拿的手法

(1)点按合谷、曲池　食、中指分别点按双侧合谷(患者微屈拇指,以指骨关节横纹放置于另一手的拇、食指之间的指蹼缘上,拇指尖所对应处即是此穴)、曲池(屈肘,拇指一侧的肘横纹尽头处)穴1~3分钟,手法宜重,

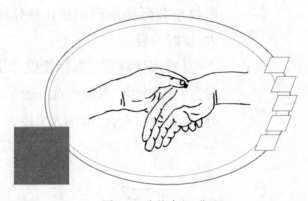

图 127 点按合谷、曲池

刺激量稍大,使局部产生明显的酸胀感。

(2)掐揉内关、神门 拇指尖分别掐揉双侧内关(腕横纹上2寸,两筋之间)、神门(腕

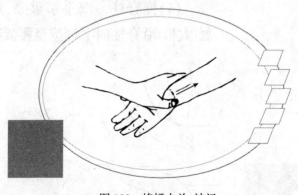

图 128 掐揉内关、神门

横纹小鱼际侧的凹陷中)1~3分钟，掐时力大，揉时力轻。

（3）按揉劳宫 拇指指腹分别按揉双侧劳宫穴(屈中指，指尖所对应的掌心部位)1~3分钟，先轻后重，逐渐加大力度。

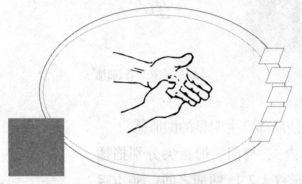

图129 按揉劳宫

（4）推脊柱 双手掌重叠，从颈部高骨处(大椎)沿脊柱向下推按至腰骶部5~8遍，力

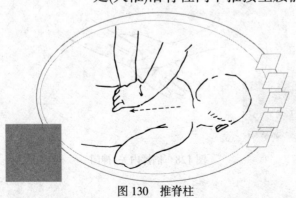

图130 推脊柱

度稍重。

(5) 药物敷贴阴茎　将中药芒硝30克，加水适量溶解后，用纱布浸湿，敷贴于阴茎上，待纱布干后小心揭去，每日一次。

(6) 掐揉内庭、厉兑　拇指端分别掐揉双侧内庭(第2~3趾缝间的纹头处)、厉兑(第2趾外侧，距爪甲角0.1寸处)两穴，掐时用力稍重，1~3分钟，不可久按。

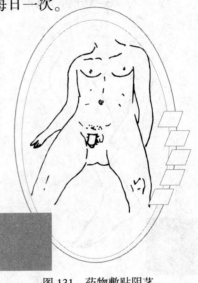

图131　药物敷贴阴茎

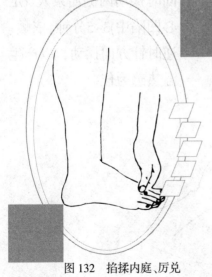

图132　掐揉内庭、厉兑

(7)按揉太溪、三阴交 拇指或食指分别按揉双侧太溪 (内踝尖与跟腱之间的凹陷中)、三阴交(内踝上3寸,胫骨内后缘凹陷中) 3~5分钟,以产生明显的酸胀感为度。

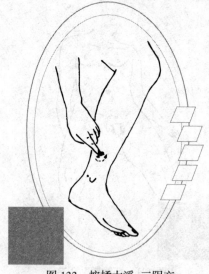

图 133　按揉太溪、三阴交

(8)揉涌泉 双手拇指同时揉动两侧涌泉穴 (足心凹陷中)3~5分钟,依顺、逆时针方向揉动, 以产生温热感为佳。

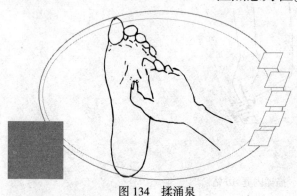

图 134　揉涌泉

2.嗜酒过度引起的阴茎异常勃起

1)症状表现

(1)阴茎持续勃起达数小时或数天。

(2)阴茎肿胀、疼痛,妨碍性生活。

(3)胸闷,腹胀。

(4)咳吐稠痰,量多。

(5)大便干燥,小便赤涩。

(6)阴部潮湿或瘙痒,有异臭。

(7)口苦而干或口臭。

(8)舌红苔黄腻。

(9)脉弦数或弦滑。

2)推拿的手法

(1)分理膻中 双手掌置放于膻中穴(两乳头连线的中点),先同时向两侧分推至乳头处,用力协调、适中,50~100次,然后两手掌

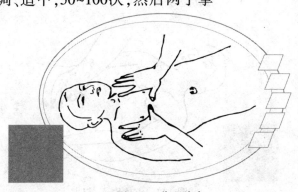

图135 分理膻中

相合,从胸骨上窝处(天突)向下沿前正中线直推到剑突下(中脘)50~100次,用力稍重。

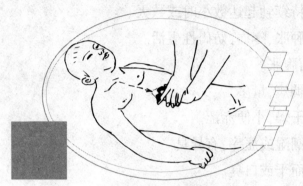

图136　推膻中

（2）点揉水道、归来　食指、中指置于一侧的水道(肚脐下3寸,旁开2寸)、归来(水道下1寸),同时点揉两穴1~3分钟,然后点揉另一侧穴位2~3分钟。点揉时用力稍重,以感觉酸胀为度。

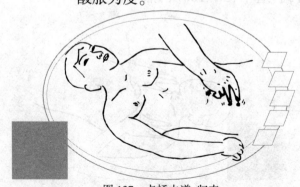

图137　点揉水道、归来

(3) 对搓双掌　将中药玄明粉30克,或芒硝10克放入患者左手掌心中,嘱患者以右手掌盖上,两手频频搓动5分钟,令药粉化成水,每日一次。

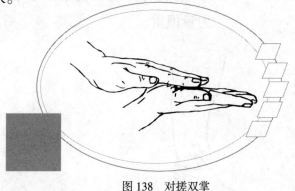

图138　对搓双掌

(4)点按背俞　双手拇指或食指同时点按脊柱两侧的肝俞、胆俞、脾俞、胃俞(第9、10、11、12胸椎棘突下旁开1.5寸),每穴点按1~3分钟,力量稍重。

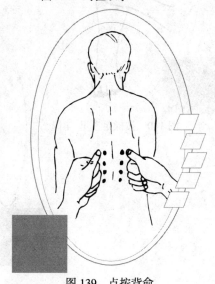

图139　点按背俞

(5)按揉足三里、丰隆　拇指或食指指端分别按揉双侧足三里(外膝眼下3寸,胫骨外缘一横指)、丰隆(外膝眼与外踝尖连线的中点,胫骨外缘二横指)3~5分钟,按和揉的力量俱重。

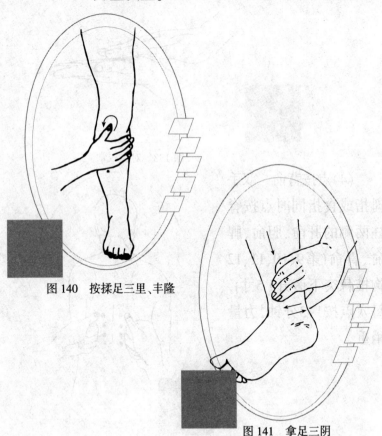

图140　按揉足三里、丰隆

图141　拿足三阴

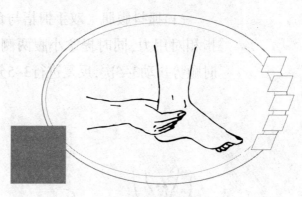

(6)拿足三阴 拇指与食、中、无名指相对用力,自膝关节内侧起拿捏小腿内侧肌腱至内踝3~5遍,手法宜深透,以出现酸胀感为佳,然后交换另一侧进行。

图142 点揉商丘

(7)点揉商丘 食指或中指尖分别点揉双侧商丘穴(内踝前下方凹陷处),力量稍重,1~3分钟。

3.外伤所致的阴茎异常勃起

1)症状表现

(1)阴茎持续勃起,数天至数月。

(2)阴茎肿胀刺痛,夜间尤甚。

(3)性欲正常,但难以完成性生活。

(4)小便不利,淋漓而下或涩痛。

第三章 男科常见病的推拿

115

(5)面色青紫,唇甲紫黯。

(6)舌质紫黯,有瘀斑或瘀点。

(7)脉细涩或不规则。

2)推拿的手法

(1)抓抖腹肌　双手拇指与食、中、无名指相对用力,同时提拿小腹两侧肌肉,提起时顺势抖动3~5次,反复进行3~5分钟。

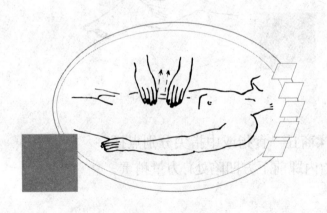

图143　抓抖腹肌

(2)药洗阴茎　将中药红花15克,煎水80毫升,取药液30~50毫升,候冷,轻轻洗涤阴茎,每日1~2次。

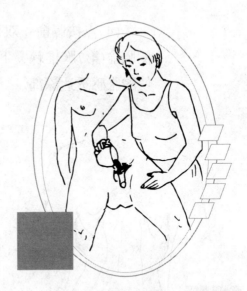

图144 药洗阴茎

(3)擦督脉、膀胱经　双手掌重叠,依次上下往返擦动督脉(脊柱部)、膀胱经(脊柱旁开1.5~3寸处),力量稍重,使局部出现潮红或紫红改变。

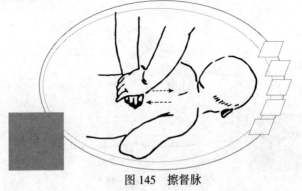

图145 擦督脉

(4)点按膈俞　双手拇指或食指点按两侧膈俞(第7胸椎棘突下旁开1.5寸)1~3分钟,使酸胀感透达深部。

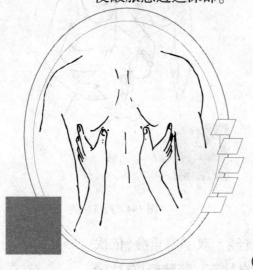

图146　点按膈俞

(5)拍打八髎　双手虚掌或握拳,用力拍打八髎穴 (骶骨第1~4骶后孔

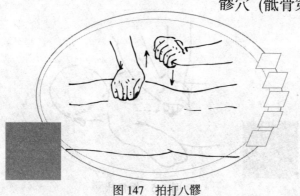

图147　拍打八髎

内),使产生较强的酸胀感,并透达阴部,反复拍打3~5分钟。

(6)按揉委中、血海　拇指分别按揉双侧委中(腘窝腘横纹中点,两筋之间)、血海(膝盖内上缘上2寸处)3~5分钟。按时力量稍重,令局部出现酸麻感,揉时力量稍轻,以舒适为度。

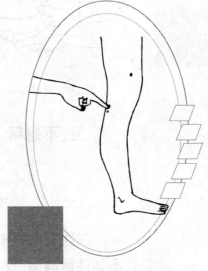

图148　按揉委中、血海

(7)膏摩涌泉　将干水蛭(蚂蟥)9条焙干研末,再加入麝香0.3克,苏合香1克(若无麝香、苏合香,可用冰片5克代替),与少量蜂蜜调和成膏,涂抹在双涌泉穴(足心凹陷中),以双手拇指或掌根摩动足心8~10分钟,肿硬的阴茎便可萎软如常。

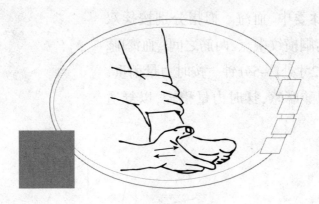

图 149　膏摩涌泉

五、不射精

(一)概　述

在性交过程中,阴茎能正常勃起,但达不到性欲高潮,没有精液射出,阴茎持续勃起一段时间后,逐渐变软,这种情况称作不射精。不射精是常见的男性性功能障碍疾病之一,也是男性不育的重要原因。

临床上,功能性不射精占很大比例,多因精神因素所致。如男子性知识缺乏,阴茎进入阴道后不提插，龟头接受刺激不够，未达到射精所需要的阈值；有的人害怕射精会妨碍健康或导致受孕，使得性交时精神过度紧张；也有的是因夫妻不和，性兴奋不够，不能集中精力于性体验上。推拿对这类功能性不射精有很好的治疗效果。同时，患者应建立和睦的家庭关系，夫妻恩爱，互相关心；了解性器官的解剖生理和性反应过程，注意经常变换性生活的方法和姿势，以接受更多的性刺激；保证性交环境的安静，消除紧张、恐惧的心理因素；劳累疲倦时，应避免性生活。

器质性不射精者，可由于长期服用药物导致性腺机能低下；或射精管本身的炎症和瘢痕或阴茎包皮过长等原因引起，这类不射精应以治疗器质性病变为主，配合家庭推拿治疗。

（二）主要症状及推拿手法

1.早婚伴见的不射精

1)症状表现

(1)性交时不射精。

(2)性欲淡漠。

(3)腰膝酸软。

(4)面容憔悴、苍白。

(5)记忆力减退。

(6)精神萎靡不振。

(7)头晕眼花。

(8)耳鸣,牙齿松动。

(9)舌淡苔薄白。

(10)脉弱无力,尺部尤甚。

2)推拿的手法

(1)揉神阙　手掌根揉动神阙穴(肚脐)5~8分钟,手法宜轻柔和缓,带动深部肌肉运动。

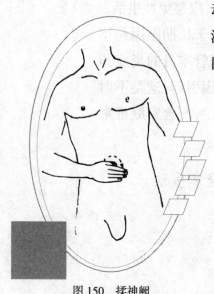

图150　揉神阙

(2)摩腹 手掌置于小腹部,沿顺、逆时针摩动5~8分钟,以感觉温热为度。

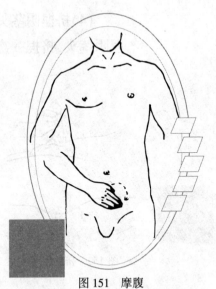

图151 摩腹

(3)点按曲骨 食指或中指尖点按曲骨穴(前正中线上,脐下5寸或耻骨联合上缘的阴毛处)1~3分钟,并可微微震颤该穴。

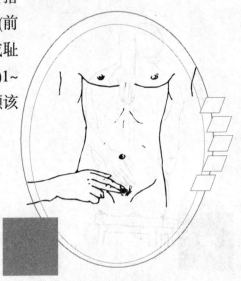

图152 点按曲骨

(4)挤捏阴茎头 拇指、食指相对用力挤捏阴茎头,挤捏一次,放松一次,共3~5分钟。

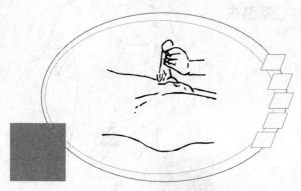

图153 挤捏阴茎头

(5)擦督脉 手掌置于腰骶部,沿脊柱(督脉)上下往返推擦至颈后高骨处(大椎)10~15遍,以感觉温热为度。

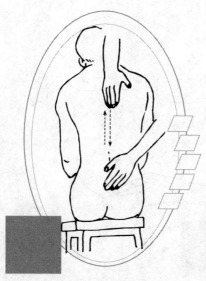

图154 擦督脉

(6)拍打八髎　两手成虚掌,一起一落交替拍打八髎穴 (骶骨两侧,1~4骶后孔中)5~8分钟, 以整个腰骶部及前阴产生震动感为度。

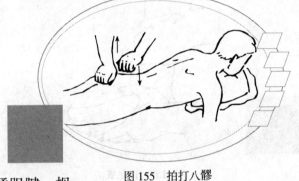

图155　拍打八髎

(7)推揉跟腱　拇指与食指相对用力,分别推揉两侧跟腱,从踝关节上部推揉至足后跟5~8分钟,边推边揉,力度适中。

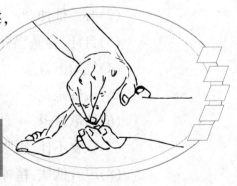

图156　推揉跟腱

（8）擦足底　手掌紧贴于足底，前后往返用力擦动8~10分钟，令局部产生明显温热感。

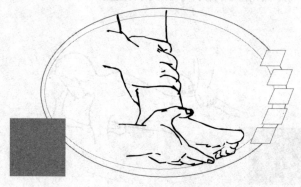

图157　擦足底

2.病后体虚引起的不射精

1)症状表现

(1)性交不射精。

(2)心悸怔忡。

(3)自汗，容易感冒。

(4)气短懒言。

(5)头昏眼花。

(6)性欲减退。

(7)饮食不佳，腹胀便溏。

(8)声音低怯，精神不振。

(9)舌淡苔薄。

(10)脉细弱。

2)推拿的手法

(1) 分推上腹　两手掌平放于剑突处,同时向两侧沿肋弓分推至胁肋部,使运动方向呈"八"字形,5~8分钟为宜。双手着力要稳,均匀协调。

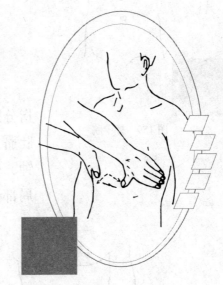

图 158　分推上腹

(2)揉中脘　食、中、无名指并拢,以顺、逆时针方向揉动中脘(前正中线上,脐上4寸)50~100次。

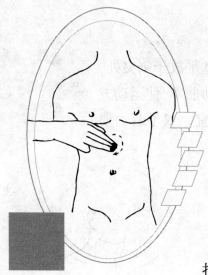

图159 揉中脘

(3)揉天枢　食指或中指分别揉动两侧天枢穴 (平肚脐，肚脐旁开2寸)3~5分钟，带动深部组织运动,令局部产生较强的温热感。

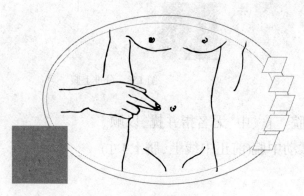

图160　揉天枢

(4)摩气海、关元　食、中、无名指并拢，置于气海、关元(前正中线上,脐下1.5寸和3寸)之间,轻轻摩动两穴5~10分钟,按顺、逆时针方向运动。

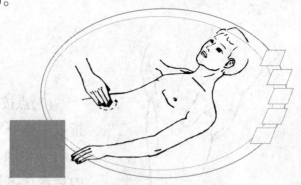

图 161　摩气海、关元

(5)搓睾丸　双手五指并拢,托住阴囊,轻轻挤压睾丸,并前后搓动,令其发热,5~8分钟。搓动中,动作宜轻柔和缓,不可搓伤皮肤。

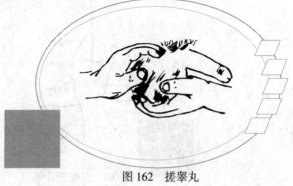

图 162　搓睾丸

(6)按揉足三里　拇指或食指置于足三里(外膝眼下3寸,胫骨外一横指),轻轻按揉5~8分钟,然后交换另一侧进行。

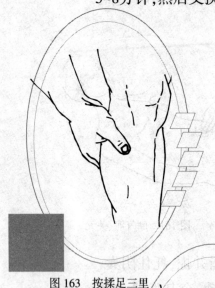

图163　按揉足三里

(7)点按三阴交　食指或中指分别点按双侧三阴交(内踝上3寸,胫骨内后缘)3~5分钟，以感觉酸胀为度。

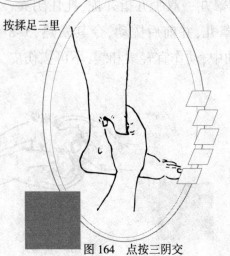

图164　点按三阴交

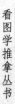

3.精神紧张引起的不射精

1)症状表现

(1)性交过程中不射精,或有射精感,但终无精液排出。

(2)性欲亢进。

(3)阴茎萎软无力。

(4)心烦少寐。

(5)心跳加快。

(6)手足心出汗。

(7)小便频数。

(8)胸胁胀痛。

(9)面部烘热,头目晕眩。

(10)舌红少津,脉弦。

2)推拿的手法

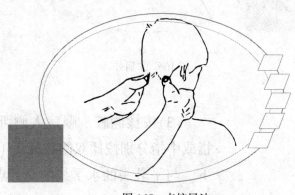

图165 点按风池

（1）点按风池　两拇指分别点按双侧风池穴(后发际上1寸,胸锁乳突肌与斜方肌之间)1~3分钟,以感觉酸胀为度。

（2）拿肩井　双手拇指与食、中、无名指相对用力捏提肩井部位 (肩关节的最高点与屈颈后颈部骨性突起连线的中点)3~5分钟,力度稍大,以肩背及上肢感觉酸胀或胀麻为度。

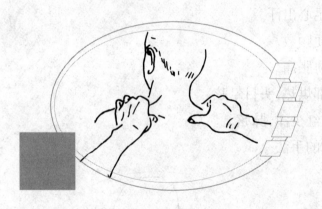

图166　拿肩井

（3）按揉渊腋　嘱病人侧卧,术者用食指或中指分别按揉双侧渊腋穴 (腋窝中点直下, 与平乳头的水平线的交叉点)5~8分钟,手法不要跳动,力度适中。

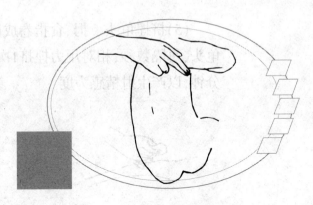

图 167　按揉渊腋

(4)擦腹股沟　双手小鱼际肌自脐平面往返上下擦动腹股沟至耻骨联合,50~100次。

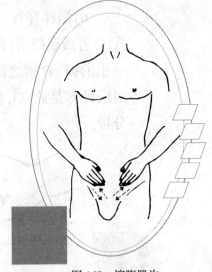

图 168　擦腹股沟

（5）挤捏龟头　拇、食指卷成圆圈，握住龟头，每隔数秒，相对用力捏挤1次，操作3~5分钟，以产生射精感为度。

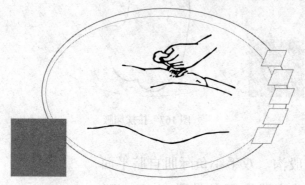

图169　挤捏龟头

（6）掐揉合谷　拇指分别掐揉双侧合谷穴(患者微屈拇指，以指骨关节横纹置放于另一手的拇、食指之间的指蹼缘上，拇指尖所对应处即是此穴)，掐时力重，揉时力轻，3~5分钟。

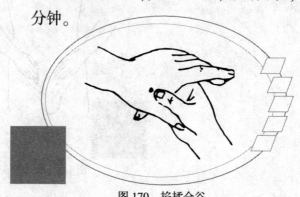

图170　掐揉合谷

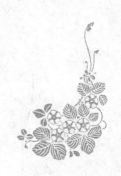

(7)推胫骨外侧胆经　拇指自上向下,分别推按两侧胫骨外缘胆经5~8分钟。具体路线是:从阳陵泉(腓骨小头前下方凹陷中)推下,绕过外踝,至丘墟(外踝前下方凹陷中)。力度适中,缓缓推下,并在首尾两穴处重力点按。

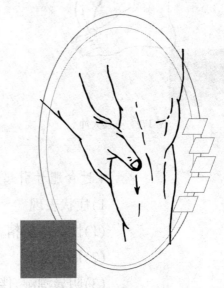

图171　推胫骨外侧胆经

(8)点揉太冲　拇指或食指分别点揉双侧太冲穴(第1、2趾趾蹼缘上1.5寸凹陷中)3~5分钟,力度稍重,以有胀感为佳。

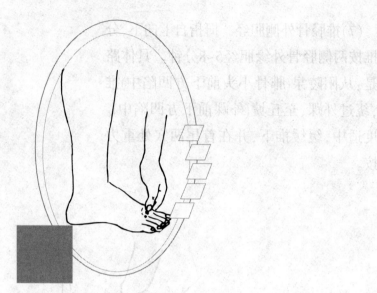

图 172   点揉太冲

4.过食肥甘引起的不射精

1)症状表现

(1)性交不射精。

(2)形体虚胖。

(3)阴囊潮湿,伴有异臭。

(4)阴部胀痛。

(5)胸闷腹胀。

(6)口苦黏腻。

(7)小便短赤,大便不爽。

(8)咳喘痰多。

(9)舌质红,苔黄腻。

(10)脉濡缓或弦滑。

2)推拿的手法

(1)揉膻中　手掌根按揉膻中穴(前正中线上,两乳连线的中点)3~5分钟,按时用力稍重,揉时沿顺、逆时针方向转动。

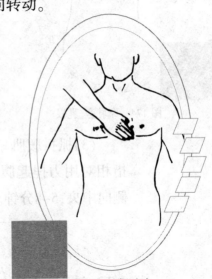

图173　揉膻中

(2)摩乳旁、乳根　食、中、无名指并拢,以指尖摩动乳旁(乳头外缘)、乳根(乳头下缘)3~5分钟,再交换另一侧进行。用力稍重,以微觉酸胀为佳。

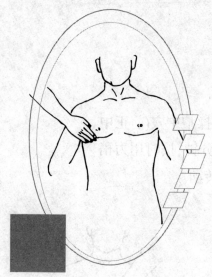

图174　摩乳旁、乳根

　　（3）抓抖腹肌　两手拇指与食、中、无名指相对用力捏起腹部肌肉，顺势抖动，从两侧向中央，5~8分钟。

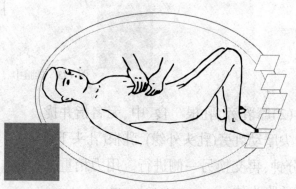

图175　抓抖腹肌

(4)点按中极　食指或中指点按中极穴
(前正中线上,脐下4寸)1~3分钟,用力稍重。

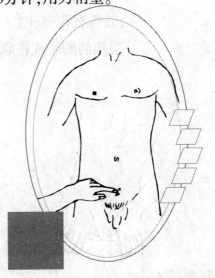

图176　点按中极

(5)按揉环跳　术者
两手相握,屈右肘,以肘
尖分别按揉双侧环跳穴
(骶骨棘与股骨大转子连
线的中、外1/3交点处),
力度宜重,使深部产生胀

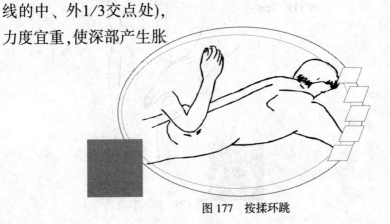

图177　按揉环跳

麻感,并沿大腿放射。

(6)揉秩边　拇指分别揉按双侧秩边穴(骶管裂孔旁开3寸)5~8分钟,局部可产生较强烈的酸胀或胀麻感。

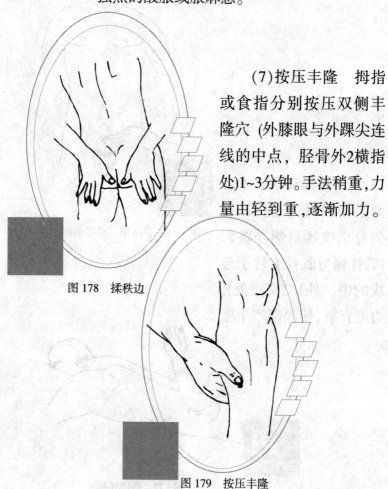

(7)按压丰隆　拇指或食指分别按压双侧丰隆穴 (外膝眼与外踝尖连线的中点, 胫骨外2横指处)1~3分钟。手法稍重,力量由轻到重,逐渐加力。

图178　揉秩边

图179　按压丰隆

5.外伤瘀血引起的不射精

1)症状表现

(1)性交时不射精。

(2)阴茎胀痛或刺痛,夜间尤甚。

(3)小便淋漓不畅。

(4)腹股沟胀痛。

(5)小腹坠胀或胀痛。

(6)面色紫黯。

(7)唇甲青紫。

(8)舌质紫黯,有瘀斑或瘀点。

(9)脉沉涩或结代。

2)推拿的手法

(1)擦胁肋　两手掌搓热,置于两腋下,从腋下往返擦至腹股沟处5~8分钟。双手对

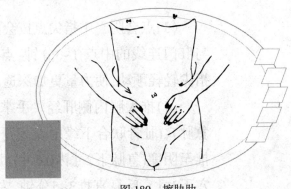

图180　擦胁肋

称用力,协调一致。

(2)捏阴茎　拇指与食、中、无名指相对用力捏住阴茎,从根部挤捏到龟头部,反复进行3~5分钟。若挤出数滴无色透明的分泌物,属正常。

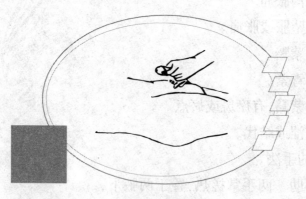

图181　捏阴茎

(3)点会阴　中指尖点按会阴穴(阴茎根与肛门连线的中点)1~3分钟,点按时可配合指尖轻轻颤动,使力量更加深透。

(4)推大腿内侧肝经　手掌小鱼际置于急脉穴(耻骨联合下缘中点旁开2.5寸),向下推至阴廉(急脉下2寸内0.5寸)、足五里(阴廉穴下1寸),反复直推3~5分钟,左右相同,以阴部产生酸胀为宜。

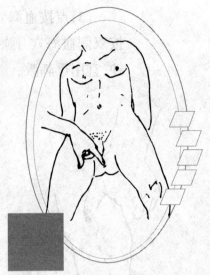

图 182　点会阴

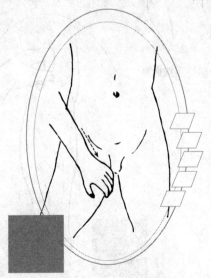

图 183　推大腿内侧肝经

(5)点按血海　拇指或食指指端分别点按双侧血海穴 (膝盖内上缘上2寸处)1~3分钟,宜用重刺激。

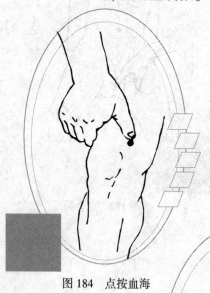

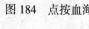

图 184　点按血海

(6)按揉委中　拇指分别按揉双下肢委中穴(腘窝正中)3~5分钟,力度稍重,以感觉酸胀微痛为佳。

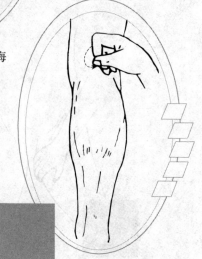

图 185　按揉委中

(7)掐揉承山　拇指指端分别掐揉两下肢承山穴 (腘横纹中央至与外踝尖平齐的跟腱连线的中点)3~5分钟,宜强刺激,可产生明显的胀麻感。

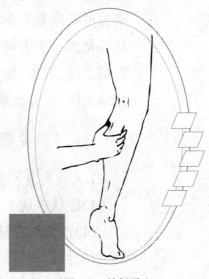

图 186　掐揉承山

六、精液量少

(一)概　述

每次性生活,男性都以排泄一定量的精液作为性高潮的标志，排精量通常为2~6毫升。若排出的精液量少(每次排精量少于1.5

毫升),称为精少,甚则排精仅有点滴者。

中医认为,精液量少主要是由于肾精亏虚所致,大多与先天发育不良或后天脾胃虚弱、调护不当,或大病久病、体质虚弱以及疲劳过度等因素有关。家庭推拿能补肾健脾,培补化源。患者可配合饮食疗法,多吃血肉有情之品,如龟、鳖、猪脊髓、胎盘等,也应注意适当休息,劳逸结合。

(二)主要症状及推拿手法

1.先天发育不良的精液量少

1)症状表现

(1)性交时射精量少,甚或仅有点滴。

(2)性欲减退。

(3)阴毛稀少。

(4)结婚数载而没有生育。

(5)头发稀疏、枯黄,易脱落。

(6)喉结小而不明显。

(7)腰酸腿软,劳作后加重。

(8)骨骼瘦小。

(9)舌淡苔薄。

(10)脉细弱或沉细。

2)推拿的手法

(1)按揉百会　拇指或食指端按揉百会
(两耳尖连线的中点)5~8分钟,觉局部紧胀即
可。

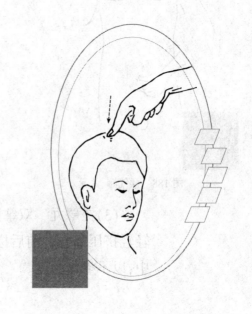

图187　按揉百会

(2)揉气海、关元　食、中指分别置于气
海、关元穴(前正中线上,肚脐下1.5寸、3寸
处),依顺、逆时针方向揉动5~8分钟,手法以
深透为佳。

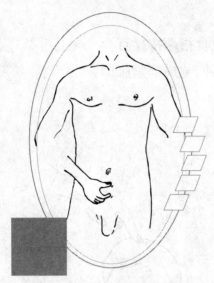

图188 揉气海、关元

(3)搓睾丸 双掌四指并拢,托住阴囊,轻轻挤压睾丸,前后搓动5~8分钟,力度适中,以不疼痛为度。

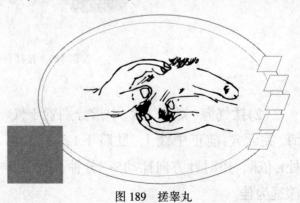

图189 搓睾丸

(4)擦督脉 单手掌或双掌重叠,置于腰骶部,沿脊柱往返上下擦动15~30次,以产生明显的温热感为佳。

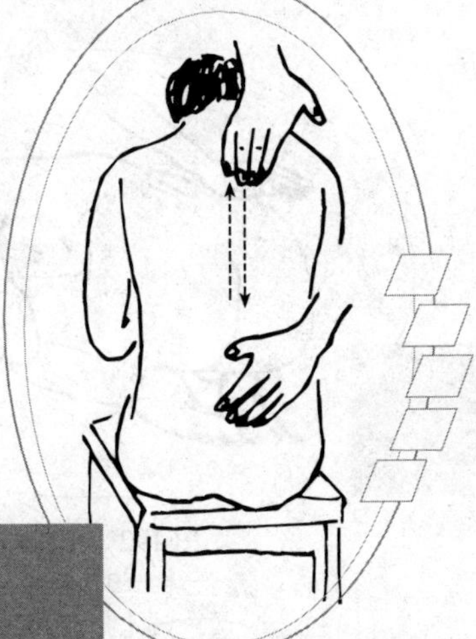

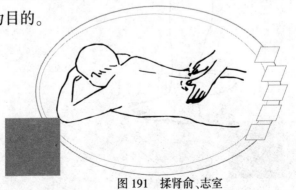

图190 擦督脉

(5)揉肾俞、志室 拇指或食指分别按揉双侧肾俞、志室穴(第2腰椎棘突下旁开1.5寸、3寸处)5~8分钟。手法宜和缓、轻柔,以深透为目的。

图191 揉肾俞、志室

(6)拍打八髎　虚掌,轻轻拍打腰骶部八髎穴(骶骨第1~4骶后孔中)3~5分钟,使臀部和会阴部产生震动感。

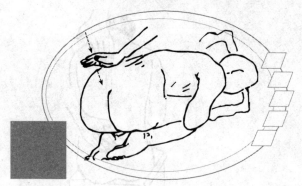

图192　拍打八髎

(7)揉悬钟　拇指或食指分别揉按两侧悬钟穴(外踝尖上3寸处)5~8分钟,徐徐用力,产生酸胀感即可。

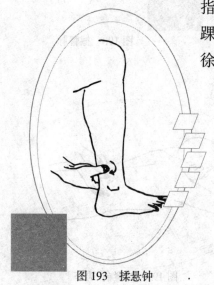

图193　揉悬钟

(8)按揉太溪　食指或中指分别按揉双侧太溪穴 (内踝尖与跟腱之间凹陷中)5~8分钟。

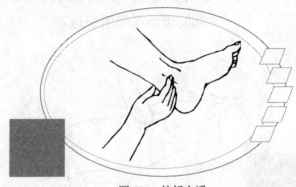

图194　按揉太溪

2.久病或脾胃虚弱的精液量少

1)症状表现

(1)性交中排精量少,或仅点滴而出。

(2)精液清稀而淡。

(3)性欲减退。

(4)不思饮食,脘腹胀闷。

(5)心悸,气短,容易感冒。

(6)神疲乏力,头昏眼花。

(7)大便溏泄,或大便不成形。

(8)舌体淡胖,苔白润。

(9)脉虚弱。

2)推拿的手法

(1)揉中脘　手掌根部揉按中脘穴(前正中线上,脐上4寸)5~8分钟,依顺、逆时针方向揉动,带动深部组织运动。

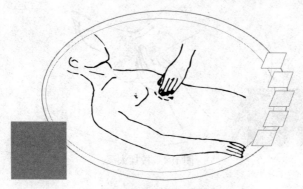

图195　揉中脘

(2)摩腹　两手掌搓热,重叠置于小腹部,按顺、逆时针方向轻轻摩动5~10分钟,出现肠鸣者佳。

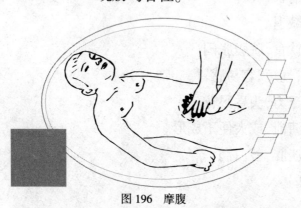

图196　摩腹

(3)挤捏阴囊　虚掌,握住阴囊,轻轻用力挤捏睾丸5~8分钟,以酸胀无痛为宜。

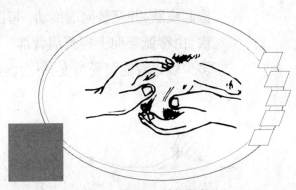

图 197　挤捏阴囊

(4)点按脾俞、胃俞　双手拇指或食指同时点按脊柱两侧脾俞、胃俞(第11、12腰椎棘突下旁开1.5寸处)。点按时先轻后重,逐渐用力,每穴点按1~3分钟。

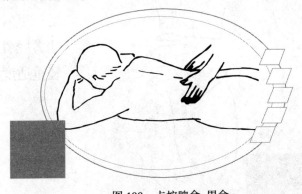

图 198　点按脾俞、胃俞

(5)捏脊　将两手食指沿水平方向抵住脊柱部皮肤,两拇指前按,拇、食指相对用力提起皮肤,并交替向前推动。每捏3次,提起1次,由腰骶部向上捏至肩背部。捏起皮肤的多少以患者能耐受为度,每次操作3~5遍。

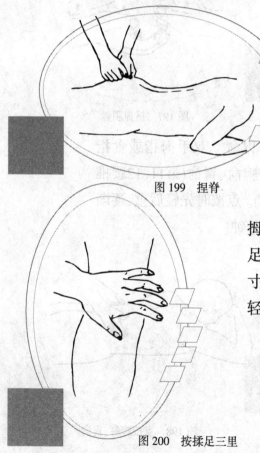

图199　捏脊

(6)按揉足三里　拇指分别按揉双侧足三里穴(外膝眼下3寸,胫骨外一横指),轻重适度,5~8分钟。

图200　按揉足三里

(7)点按三阴交　食指或中指分别点按双侧三阴交(内踝尖上3寸,胫骨内后缘)3~5分钟,以出现酸胀感为佳。

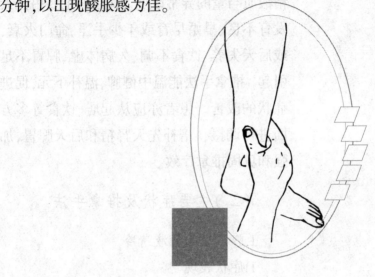

图201　点按三阴交

七、精液清冷

（一）概　述

新鲜的精液呈乳白色,不透明,排出体外后有一定的黏稠度,接触空气后变成凝胶状。若排出的精液稀薄清冷,中医称为精液清冷，是导致男性不育的主要原因之一,相当于现代医学的精子缺陷、精液不液化等症。

精液清冷与精液量少常同时并见，都是精液质与量的异常改变。其原因主要由先天发育不良、早婚早育或年少手淫、命门火衰，或后天失养、饮食不调、久病体虚、脾胃不足引起。推拿手法能温中健脾，温补下元，促进症状的改善。患者亦应从起居、饮食等多方面进行调摄，培补先天肾精和后天脾胃，加强和巩固推拿疗效。

（二）主要症状及推拿手法

1.脾阳虚的精液清冷

1)症状表现

(1)精液稀薄清冷。

(2)婚后数年而没有生育。

(3)性欲减退。

(4)腹部冷痛，得热缓解。

(5)面色苍白。

(6)自汗肢冷。

(7)大便稀溏，肠鸣辘辘。

(8)食少纳呆，喜蜷曲而卧。

(9)舌淡胖，有齿痕，苔薄白。

(10)脉虚弱。

2)推拿的手法

(1)分推上腹　双手掌置于剑突下,向两侧分推至胁肋部50~100次。操作时双手用力均匀、协调,以上腹部出现热感为佳。

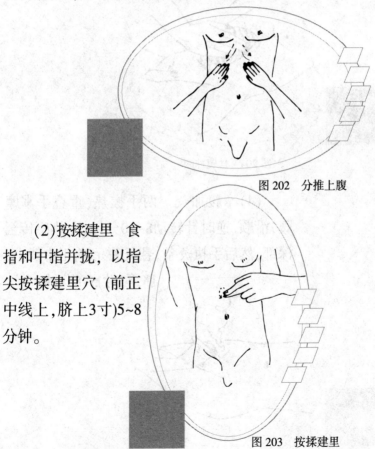

图202　分推上腹

(2)按揉建里　食指和中指并拢,以指尖按揉建里穴(前正中线上,脐上3寸)5~8分钟。

图203　按揉建里

(3)盐熨神阙　拇指与食、中指相对用力,提捏抓抖神阙(肚脐)边缘皮肤3~5分钟,然后将盐炒热,放入一小布袋中,趁热温熨神阙,可反复多次。

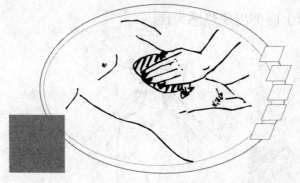

图204　盐熨神阙

(4)摩腹加灸　两手搓热,重叠手掌摩腹,沿顺、逆时针转动8~10分钟,令热感传至深部,然后手执灸条,悬灸关元(前正中线上,脐下3寸)5~8分钟。

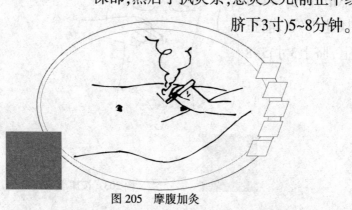

图205　摩腹加灸

(5)横擦耻骨联合　手掌大鱼际或掌根
沿耻骨联合上缘阴毛处左右横擦5~8分钟，
令局部产生较明显的热感。

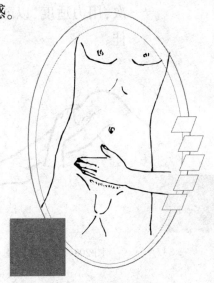

(6)点按背部俞穴
双手拇指置于脊柱两
侧，依次点按膈俞、脾
俞、胃俞、肾俞(第7、11、
12胸椎和第2腰椎棘突
下旁开1.5寸)，每穴点
按1~3分钟，由轻到重，
逐渐用力,使酸胀感传
至胁肋部。

图206　横擦耻骨联合

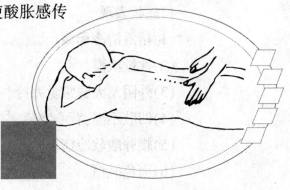

图207　点按背部俞穴

(7)推胫骨外缘　拇指分别置于双侧小腿胫骨外缘，沿胫骨外侧由上到下推按5~8次，用力适度，以酸胀感传至足背或足趾为佳。

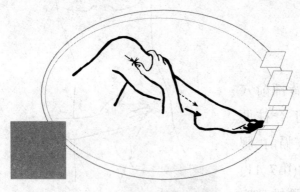

图208　推胫骨外缘

2.肾阳虚的精液清冷

1)症状表现

(1)精液清冷稀薄。

(2)性欲淡漠。

(3)外阴及大腿常觉寒冷。

(4)四肢不温,背心寒冷。

(5)腰膝酸软冷痛。

(6)面色㿠白。

(7)慢性腹泻,或大便不成形。

(8)小便清长、频数,夜尿增多。

(9)下肢水肿。

(10)舌淡胖,边有齿痕。

(11)脉沉细弱。

2)推拿的手法

(1) 揉百会加灸 拇指指端揉按百会(两耳尖连线的中点)5~8分钟,令局部产生紧胀感,然后持灸条悬灸该穴5~10分钟。

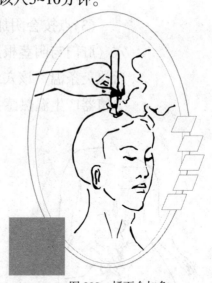

图 209 揉百会加灸

(2)揉丹田 食、中、无名指并拢,用指尖揉按丹田穴(前正中线上,脐下1.3寸处)5~8分钟,用力稍重,让热感传至深部。

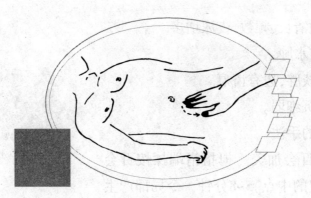

图 210 揉丹田

(3)点按会阴加灸 中指指尖点按会阴穴（肛门与阴茎根连线的中点)1~3分钟,然后执灸条温灸该穴5~8分钟，使大腿根及外生殖器产生温热感并保持一段时间。

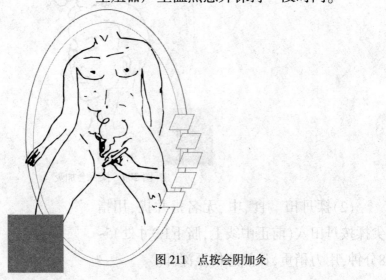

图 211 点按会阴加灸

(4)推督脉　双手掌搓热,叠在一起,从腰骶部沿脊柱上推至颈后高骨处（大椎)8~10遍,使脊柱上下产生明显温热感。

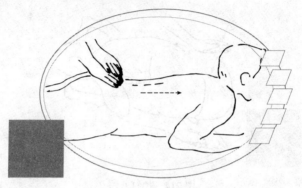

图212　推督脉

(5)横擦命门、肾俞、志室　两手对搓生热,然后将手掌置于腰部,紧贴皮肤,用力横擦命门、肾俞、志室三穴(第2腰椎棘突下凹陷中及此穴旁开1.5寸、3寸处),擦动时沿水平方向左右运动,5~8分钟为宜,局部可产生明显热感。

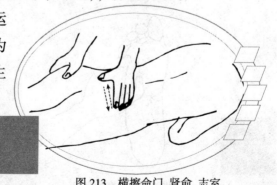

图213　横擦命门、肾俞、志室

（6）拍打八髎　虚掌或握拳，轻轻拍打腰骶部八髎穴(骶骨第1~4骶后孔中)5~8分钟。

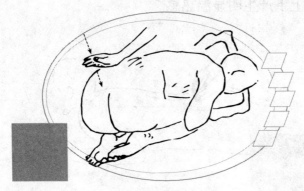

图214　拍打八髎

（7）浴摩涌泉　嘱患者以热水洗脚(水温稍高)，令足部温热潮红，然后两拇指指腹按摩双涌泉穴(足心凹陷中)，沿顺、逆时针各360次。

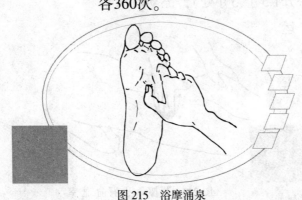

图215　浴摩涌泉

八、精液浑浊(急、慢性前列腺炎)

(一)概　述

急、慢性前列腺炎患者在排尿终末或解大便时,尿道口常有白色的分泌物,状如精膏,质黏腻,但尿色不浊,称为精液浑浊,简称精浊。

患此病的人,大多由于饮酒过度,嗜食肥甘厚味,酿生湿热,注于下焦,以致精液浑浊;或因性生活太过,兼忍精不泄,溢液败精滞留,久而化生湿热;或性格内向,强忍烦怒,抑或欲念暗动,郁遏化腐,致成此病;也有因性生活不洁或阴茎包皮过长,湿热邪毒浸淫而成的。推拿手法能通腑利尿,清泄湿热,补肾健脾,达到预防和治疗本病的目的。治疗期间,患者应积极配合,严禁性生活。平时保持乐观的情绪,善于排解忧愁。性生活前后清洗外阴,杜绝感染的途径。

(二)主要症状及推拿手法

1.饮酒过度引起的精液浑浊

1)症状表现

(1)尿道口时时流溢出米泔样或糊状的浊物。

(2)小便频数而黄,但不浑浊。

(3)尿道口灼痛或胀痛。

(4)阴囊瘙痒、潮湿。

(5)口苦、口干或口臭。

(6)胸闷腹胀。

(7)舌红,苔黄厚腻。

(8)脉濡数。

2)推拿的手法

(1)点按中极　食指或中指点按中极穴

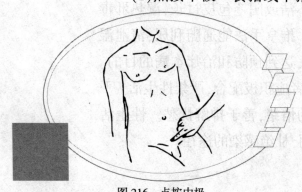

图 216　点按中极

(前正中线上,脐下4寸)1~3分钟,用力稍重。可适当辅以震颤手法以增强疗效。

(2)按揉天枢 食、中指同时按揉两侧天枢(平肚脐,肚脐旁开2寸),按揉俱重,沿顺、逆时针揉动36次。

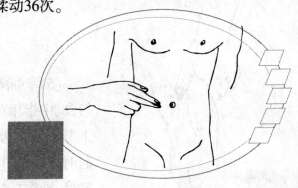

图217 按揉天枢

(3)按膀胱俞 两手拇指同时点按膀胱俞 (第2骶后孔外1.5寸处)1~3分钟, 用力稍重,以深透为度。

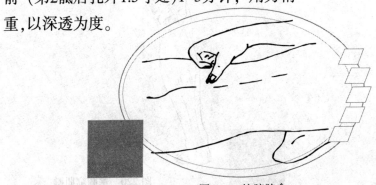

图218 按膀胱俞

(4)揉血海　拇指分别按揉两侧血海穴(膝盖内上缘上2寸)1~3分钟,按揉时力量稍重。

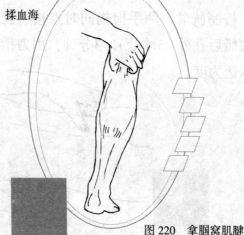

(5)拿腘窝肌腱　拇指与食、中指相对用力,拿双下肢腘窝内外侧肌腱,提起时可轻轻抖动,增加刺激量,操作3~5分钟。

图219　揉血海

图220　拿腘窝肌腱

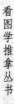

(6)点按丰隆　食指或中指指端分别点按双侧丰隆穴（外膝眼与外踝尖连线的中点,胫骨外二横指处)1~3分钟,用强刺激的手法。

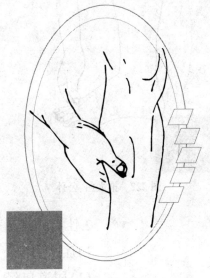

图 221　点按丰隆

(7)推太白、公孙　在足拇趾内侧后有一较大的关节(第1跖趾关节),顺关节往后推寻有一弓形骨，骨的前后两端即是太白、公孙穴。以一手拇指螺纹面从弓形骨的后端(公孙穴)推向前端(太白穴)30~50次,用力稍重,双下肢交换进行。

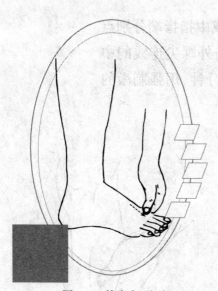
图222 推太白、公孙

2.性生活过度引起的精液浑浊

1)症状表现

(1)尿道口经常流出糊状浊物,滴沥不断。

(2)茎中痒痛,甚则如刀割火灼。

(3)尿道口发红发肿。

(4)尿黄尿少。

(5)小便灼热疼痛。

(6)口燥咽干,五心烦热。

(7)潮热盗汗,失眠多梦。

(8)舌红少苔,甚或光剥无苔。

(9)脉细数。

2)推拿的手法

(1)揉丹田　双手叠放,置于丹田穴(前正中线上,脐下1.3寸),依顺、逆时针方向揉动各72次。操作时手法应和缓、均匀,同时嘱患者集中意念,体会丹田处的气感。

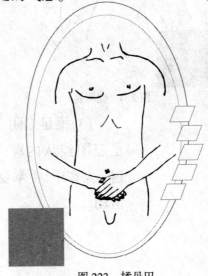

图223　揉丹田

(2)兜阴囊　将阴囊上翻于小腹,双睾丸分放于左右两侧,双手掌交替从会阴处向上轻轻推提阴囊3~5分钟,以患者感觉舒适为宜。

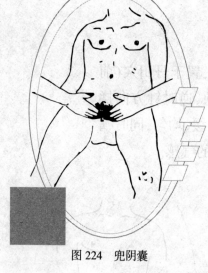

图 224　兜阴囊

（3）推足三阴　手掌分别沿双下肢内侧
足三阴经从内踝向上推至大腿根部30~50
遍。操作中，手掌要始终紧贴皮肤，不可跳跃
滑动。

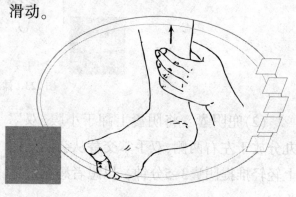

图 225　推足三阴

(4)按揉复溜、交信　拇指分别按揉双
下肢内侧复溜、交信二穴(内踝尖上2寸,胫
骨内后缘,二穴位于同一水平线上,相距0.5
寸)5~8分钟,以感觉酸胀为度。

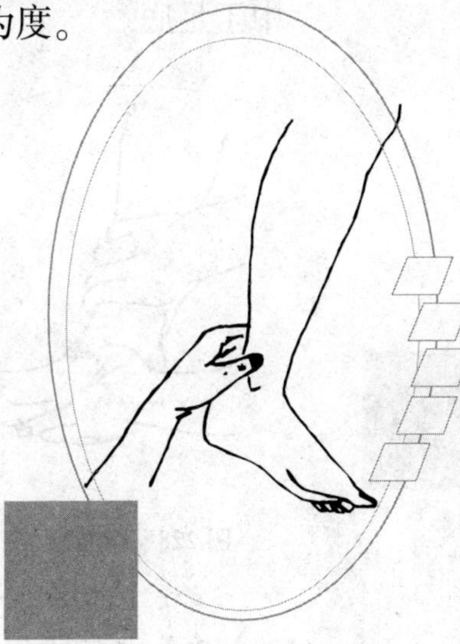

(5)推跟腱　双手
拇指与食指相对用力,
沿跟腱两侧由上向下
推按至足后根,反复进
行30~50次。

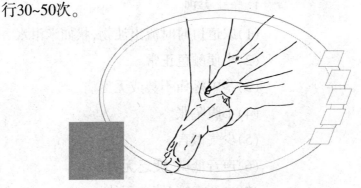

图226　按揉复溜、交信

图227　推跟腱

(6)摩涌泉　拇指或掌根分别摩动双侧涌泉穴(足心凹陷中)。操作时依顺、逆时针方向摩动各360次，同时嘱患者将注意力集中于足底。

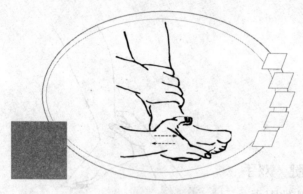

图228　摩涌泉

3.体弱气虚引起的精液浑浊

1)症状表现

(1)尿道口时时流出浊物,状如米泔水。

(2)小便颜色正常。

(3)茎中疼痛不甚或无疼痛。

(4)小腹坠胀。

(5)少气懒言。

(6)声音低微,疲乏无力。

(7)自汗虚喘,精神不佳。

(8)性欲淡漠或阳痿。

(9)舌淡,苔薄白。

(10)脉细弱或沉细。

2)推拿的手法

(1) 揉百会　拇指指端轻轻按揉百会(两耳尖连线的中点)8~10分钟。

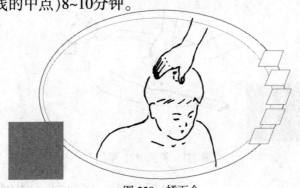

图 229　揉百会

(2)推膻中　双手放置在膻中穴(前正中线上,两乳连线的中点),向两侧分推至乳外侧,反复操作5~8分钟。手法宜轻柔和缓,协调均匀。

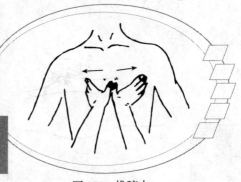

图 230　推膻中

　　(3)横擦中脘、梁门　手掌置于中脘(前正中线上,脐上4寸)、梁门(中脘旁开2寸)二穴处,沿左右方向往返擦动5~8分钟,以感觉温热为度。

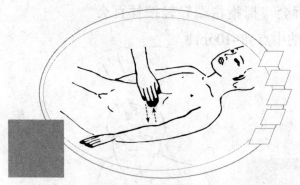

图231　横擦中脘、梁门

　　(4)捏阴茎　屈曲拇、食指成圆圈状,握住阴茎根,然后向上抽提至阴茎头,同时两指轻轻用力挤捏阴茎,反复操作15~20次。

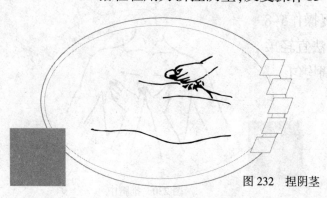

图232　捏阴茎

(5)擦督脉、夹脊　手掌大鱼际沿脊柱
及脊柱两侧肌肉，上下往返擦动8~10遍，从
腰骶部擦至颈后高骨处，由轻至重，以局部
温热潮红为度。

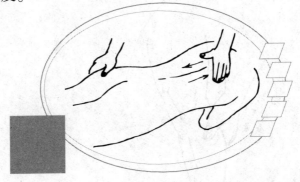

图233　擦督脉、夹脊

(6)按揉气海俞、关元俞　两手拇指置
于脊柱两侧，同时按揉双侧气海俞、关元俞
(第3、5腰椎棘突下旁开1.5寸)5~8分钟，力度
适中，透达深部。

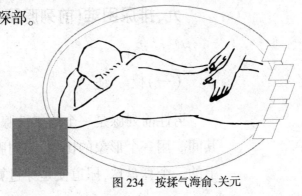

图234　按揉气海俞、关元

(7)按揉足三里　拇指分别按揉双侧足三里穴(外膝眼下3寸,胫骨外一横指)5~8分钟,力量由轻到重,使酸胀感沿小腿上下传导。

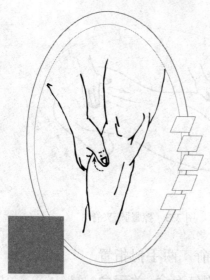

图235　按揉足三里

九、排尿困难(前列腺肥大)

(一)概　述

男性前列腺是一个附属性腺,尿道穿过其间。用一个形象的比喻:前列腺就像算盘上的一个算盘珠,尿道便是穿过算盘珠的一

节竹棍。一旦前列腺发生增生肥大,就会压迫尿道,引起排尿困难,少腹胀痛憋闷,甚则小便闭塞不通,中医称此病为癃闭。国外老年人中本病发病率高达75%,我国该病的发病率为50%左右,发病年龄多在50~70岁,是一种影响老年男性健康的常见病。

推拿疗法很早就被用于治疗排尿困难,尤其是尿潴留导致的少腹胀痛等。推拿疗法能祛瘀散结,清利小便,补肾益气,通络止痛,对本病具有良好的治疗作用。男性在接受推拿治疗中,应减少性生活,尤其要杜绝性交突然中断或忍而不排精的不良习惯,保持豁达开朗的情绪。不酗酒,少食辛辣刺激性食物,避免引起前列腺再度充血肿胀。

(二)主要症状及推拿手法

1.嗜食烟酒引起的排尿困难

1)症状表现

(1)尿流变细。

(2)尿频而少。

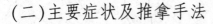

(3)终末尿呈点滴状。

(4)腹部胀满疼痛。

(5)小便色黄,或赤如茶水。

(6)口苦、口干或口中黏腻感。

(7)大便不畅或便溏。

(8)阴部潮湿、瘙痒,或伴有异臭。

(9)舌红,苔黄厚腻。

(10)脉弦滑或滑数。

2)推拿的手法

(1)按揉气海　食、中指并拢,成为剑指,按揉气海穴(前正中线上,脐下1.5寸处)5~8分钟。由轻到重,逐渐用力。

(2)点按利尿　中指指尖点按经外奇穴

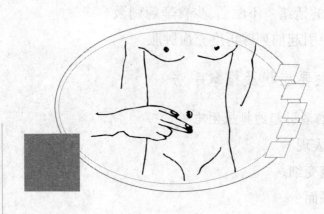

图236　按揉气海

利尿穴(前正中线上,脐下2.5寸处)1~3分钟,
用力宜重,宜深透,并可轻微颤动手指,以增
强疗效。

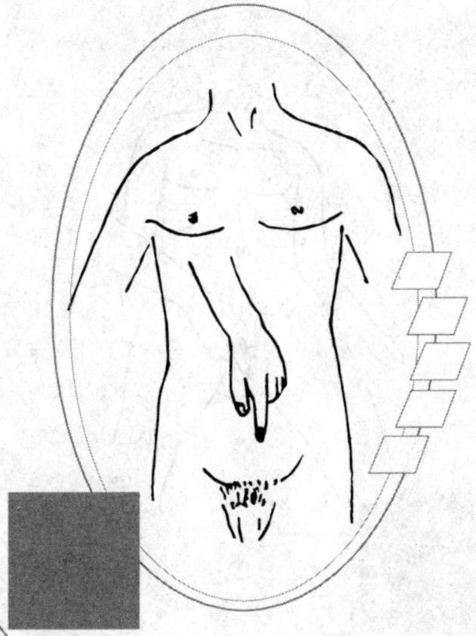

　　(3)指、中指分别置按
于腹部两侧的归来、水道
(脐下3寸、4寸,旁开2寸)
两穴,用力揉动1~3分钟,
使患者产生尿意。

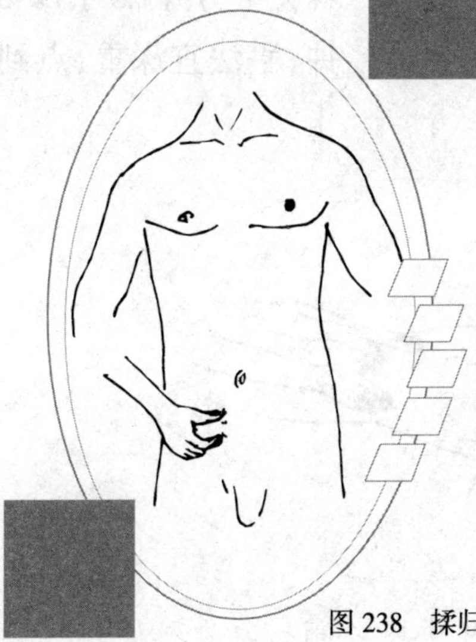

图 237　点按利尿

图 238　揉归来、水道

(4)点会阴　中指指尖点按会阴穴(肛门与阴茎根连线的中点)1~3分钟。用力可稍重,边点按,边颤动,效果更佳。

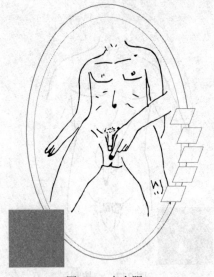

图239　点会阴

(5)按揉三焦俞　两手拇指置于脊柱两侧,同时按揉三焦俞(第1腰椎棘突下旁开1.5寸)1~3分钟,手法宜深重,点到即止。

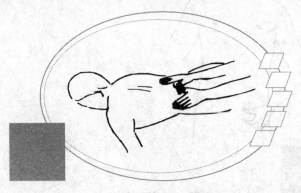

图240　按揉三焦俞

(6)擦八髎　手掌根沿八髎穴(骶骨第1~4骶后孔内)上下往返擦动8~10遍,以感觉温热为度。

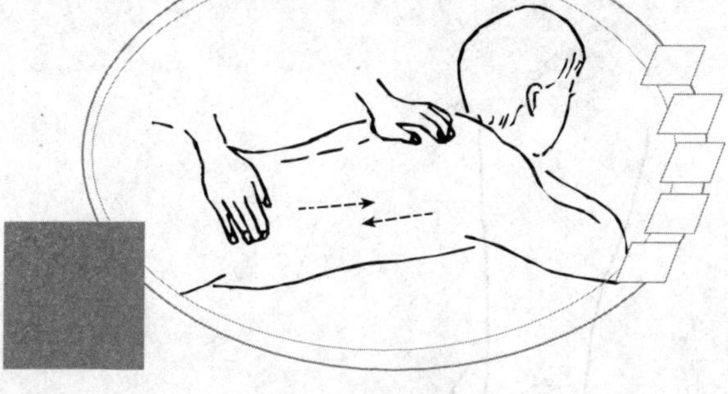

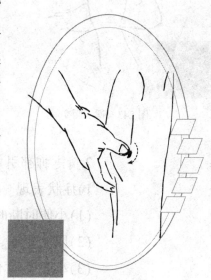

图241　擦八髎

(7)按揉丰隆　拇指或食指分别按揉双侧丰隆穴(外膝眼与外踝尖连线的中点,胫骨外两横指处)1~3分钟,力度稍重,使酸胀感沿小腿上下传导。

图242　按揉丰隆

(8)揉三阴交　拇指分别揉按两侧三阴交(内踝尖上3寸,胫骨内后缘)1~3分钟。宜采用重刺激,手法操作时间不宜过长。

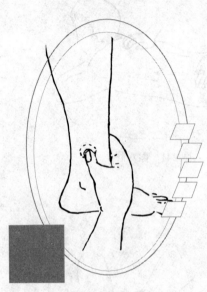

图243　揉三阴交

2.情志抑郁引起的排尿困难

1)症状表现

(1)小便时断时续。

(2)尿流变细。

(3)小腹憋闷不适或胀痛。

(4)胸胁胀痛或肋间窜痛。

(5)时时唉声叹气。

(6)烦躁易怒。

(7)口苦、咽干。

(8)头目昏眩。

(9)舌淡红,苔薄白。

(10)脉弦。

2)推拿的手法

(1)叩打巅顶　单手或双手散开,微屈,以指端叩打头顶3~5分钟，以局部感觉微胀紧为度。

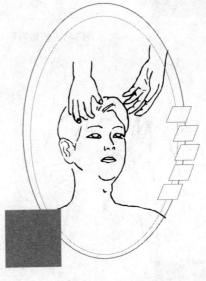

图244　叩打巅顶

　　(2)疏理肝胆　两手掌搓热,从胁下渊腋(腋中线上,第4肋间隙)搓摩至带脉(第11肋骨游离端直下,与脐相平的交点处),反复操作5~8分钟,以感觉舒适为度。

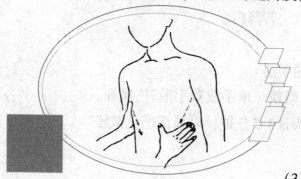

图245　疏理肝胆

　　(3)扩胸膺　两手掌搓热,平放于胸骨柄,有节律地向两侧胁肋部分推。操作时手法协调,轻重适度,3~5分钟。

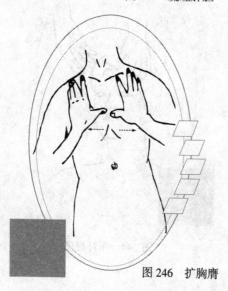

图246　扩胸膺

(4)揉小腹　手掌平放于下腹部,依顺、逆时针方向用力揉按，并带动深部组织转动,5~8分钟。

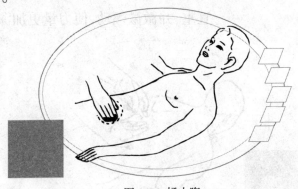

图 247　揉小腹

(5)点按气门　食指或中指分别用力点按双侧气门穴（脐下3寸,旁开3寸)1~3分钟,用力宜深透,令患者产生尿意为佳。

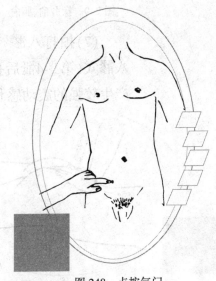

图 248　点按气门

　　(6)揉肝俞、胆俞　双手拇指或食指置于脊柱两侧,同时点按肝俞、胆俞(第9、10胸椎棘突下旁开1.5寸)1~3分钟。操作时用力宜重,并微微颤动,使力量更加深透。

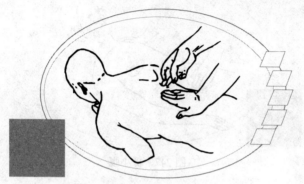

图249　揉肝俞、胆俞

　　(7)拍打八髎　虚掌或握拳,用力拍打八髎穴(第1~4骶后孔中)3~5分钟,令会阴部产生较强的震动感和尿意。

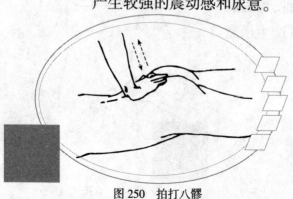

图250　拍打八髎

(8)按揉曲泉　拇指分别按揉双下肢曲泉穴(屈膝,膝关节内侧横纹头上方凹陷中)5~8分钟,使局部产生强烈的酸胀感。

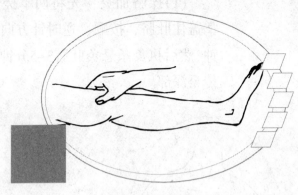

图251　按揉曲泉

3.阳气不足引起的排尿困难

1)症状表现

(1)尿频而少。

(2)小便滴沥不爽。

(3)排出无力。

(4)夜尿增多。

(5)小腹胀满作痛。

(6)腰膝酸冷,四肢不温。

(7)面色㿠白。

(8)便溏或晨起泄泻。

(9)舌淡苔薄。

(10)脉沉迟或沉细无力。

2)推拿的手法

(1)揉脐加灸　先将两掌搓热,再用手掌盖住肚脐, 按顺、逆时针方向揉动5~8分钟,然后执灸条悬灸肚脐3~5分钟,令温热感传至深部。

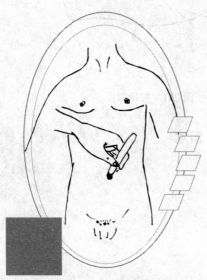

图252　揉脐加灸

(2)摩腹　双手重叠,按顺、逆时针方向摩动小腹5~8分钟, 令患者产生肠鸣或尿意为佳。

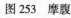

图253 摩腹

(3) 点按利尿穴
食指或中指稍用力,点
按经外奇穴利尿穴（前
正中线上,脐下2.5寸)1~
3分钟,点按时并可微微
颤动,使力量更加深透。

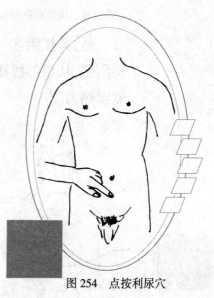

图254 点按利尿穴

(4)揉按横骨加灸　拇指或食指分别揉按双侧横骨穴(耻骨联合上缘阴毛处,前正中线旁开0.5寸处)3~5分钟,然后用灸条悬灸该穴3~5分钟,令温热感透达小腹和阴部。

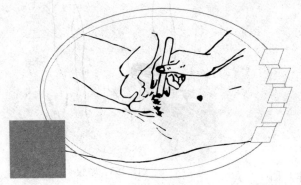

图255　揉按横骨加灸

(5)搓揉阴茎　两手小鱼际相对用力夹持阴茎,从根部搓揉至阴茎头5~8分钟,以感觉温热为度。

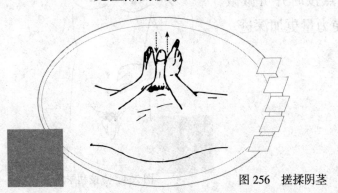

图256　搓揉阴茎

(6)擦督脉　双手掌叠合,从腰骶部沿脊柱督脉上下来回擦动至颈后高骨处,操作20~30遍,觉温热为佳。

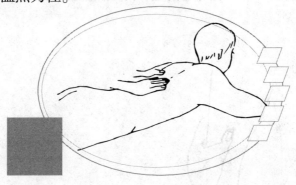

图257　擦督脉

(7)点按膀胱俞、秩边　食指或中指分别点按两侧膀胱俞(第2骶后孔外1.5寸处)、秩边（骶骨棘外3寸处)1~3分钟,并微微颤动,使患者产生较强的尿意。

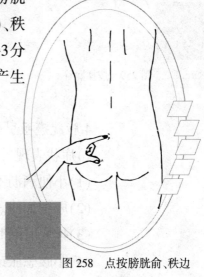

图258　点按膀胱俞、秩边

(8)按揉漏谷　拇指或食指按揉双侧漏谷穴(内踝尖上6寸,胫骨内后缘)3~5分钟,用力稍重,令酸胀感上下传导。

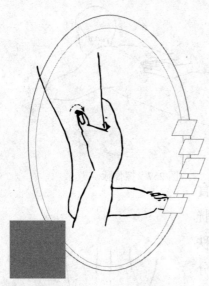

图259　按揉漏谷

4.膀胱瘀阻引起的排尿困难

1)症状表现

(1)小便滴沥不畅。

(2)尿细如线。

(3)排尿时断时续。

(4)小腹憋胀或刺痛。

(5)阴茎胀痛,夜间加重。

(6)面色紫黯,唇甲色紫。

(7)舌质紫,有瘀斑或瘀点。

(8)脉涩或结代。

2)推拿的手法

(1)推气海、关元　两手掌重叠,用力从肚脐向下,沿前正中线推至耻骨联合上缘阴毛处,反复操作30~50遍,令患者产生较强的尿意为佳。

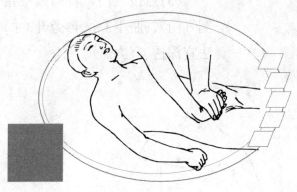

图260　推气海、关元

(2)震颤小腹　单手或双手掌置于脐下小腹部,手掌有规律地一上一下震颤腹部5~8分钟,速度稍快,力度适中。

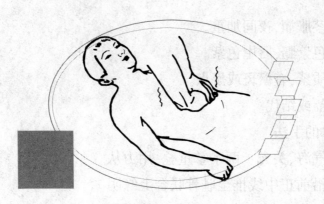

图 261　震颤小腹

　　(3)点按气门　食指或中指分别点按双
侧气门穴(脐下3寸,再旁开3寸)1~3分钟,手
法宜深透、有力。

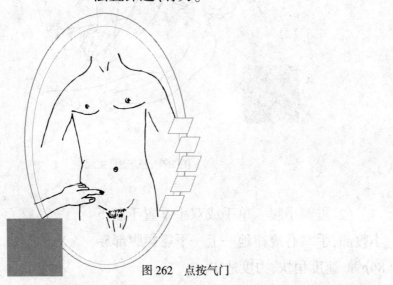

图 262　点按气门

(4)搓阴部　双手掌捧住阴茎和睾丸,以两手小鱼际肌上下搓揉阴茎和阴囊约5~8分钟,令热感传至大腿根部。

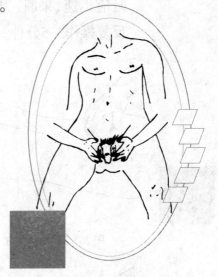

图263　搓阴部

(5)按揉三焦俞　双手拇指置于脊柱两侧,同时按揉三焦俞(第1腰椎棘突下旁开1.5寸处)5~8分钟,手法稍重。

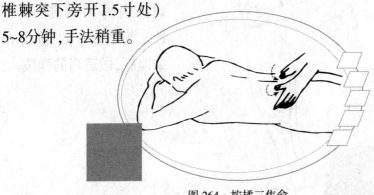

图264　按揉三焦俞

(6)点叩膀胱俞　食指或中指端分别点叩双侧膀胱俞(第2骶后孔外1.5寸处),点叩时应迅速、果断、力量大,使震动传至膀胱。反复操作3~5分钟。

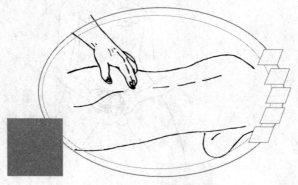

图265　点叩膀胱俞

(7)拿腘窝　拇指与食、中、无名指相对用力,提捏腘窝处肌肉,特别是腘窝内外侧肌腱3~5分钟。为增强疗效,亦可在拿捏后,做适当的弹拨。

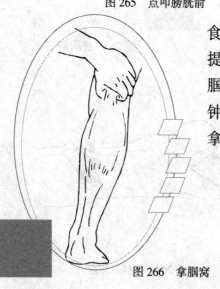

图266　拿腘窝

(8)点按血海　食指或中指分别点按双侧血海穴(膝盖内上方上2寸处)1~3分钟,手法宜重、宜深透。

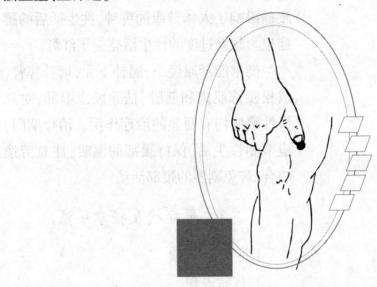

图267　点按血海

十、腰　痛

(一)概　述

腰部为人体躯干的枢纽,对全身的负重和运动平衡具有重要的作用。中医认为:腰为肾之府,是肾的外候;肾关系着人的生殖机能和生长寿夭,腰部的病痛反映了肾的病理变化。因而可以说,中年以后出现的慢性腰痛敲响了人体健康的警钟,性生活后的腰痛也为频繁过度的性生活亮起了红灯。

推拿能舒通经络,温补下元,培补脾肾,放松腰部肌肉和筋腱,祛除风寒湿邪,对急慢性腰痛均有明显的治疗作用。治疗期间,应节制性生活,保持腰部的温暖,注意劳逸结合,避免剧烈的腰部活动。

(二)主要症状及推拿手法

1.性交后腰痛

1)症状表现

(1)性交后腰痛,喜揉喜按。

(2)劳作后加重,休息后减轻。

(3)腰膝酸软,喜倚靠桌椅。

(4)神疲乏力。

(5)心悸,自汗。

(6)头目晕眩,耳鸣耳聋。

(7)面色无华或萎黄,目眶四周发黑。

(8)手足不温,或阳痿遗精。

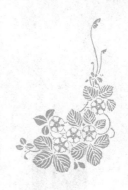

(9)舌质淡,苔薄白。

(10)脉沉细或沉迟。

2)推拿的手法

(1)揉肾俞、志室　拇指按揉两侧肾俞、志室(第2腰椎棘突下旁开1.5寸、3寸处)5~8分钟。手法宜轻柔,令局部产生热感。

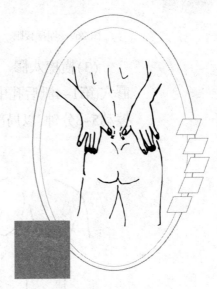

图268　揉肾俞、志室

(2)叩捶腰眼　两手握拳,在两侧腰眼(第4腰椎棘突下旁开3.5~4寸凹陷中)叩捶5~8分钟。手法宜稍重,以力量传至深部为佳。

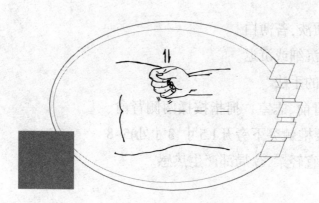

图 269　叩捶腰眼

（3）横擦八髎　手掌根或大鱼际置于八髎穴(第1~4骶后孔中)，沿水平方向左右往返擦动5~8分钟，以局部产生温热感为佳。

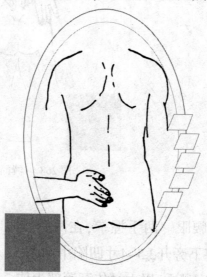

图 270　横擦八髎

（4）点按痛点 根据"以痛为俞"的原则,用拇指在腰部按寻压痛点,每穴点按1~3分钟,宜使用重刺激并微微颤动。

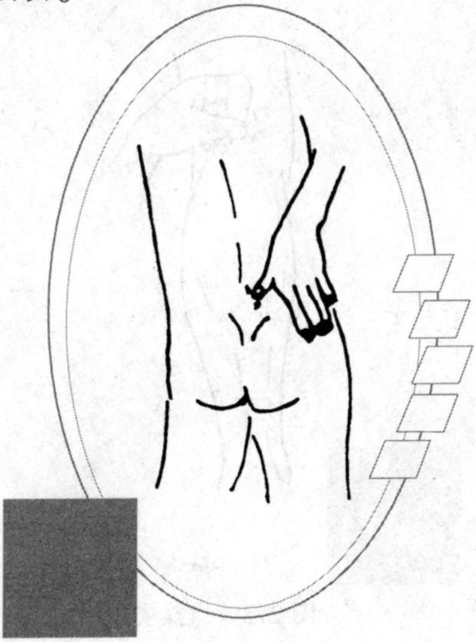

（5）按揉气海、关元 食、中、无名指并拢,按揉气海、关元(前正中线上,脐下1.5寸、3寸处)。手法轻柔和缓,操作5~8分钟。

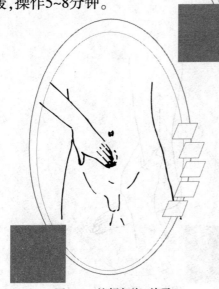

图 271 点按痛点

图 272 按揉气海、关元

（6）点揉委中　拇指尖点揉委中穴(腘窝正中)3~5分钟,以出现明显的酸胀感为佳。

（7）推足三阴　手掌根从内踝处沿小腿内侧胫骨后缘, 向上推至膝部,反复15~30次,再交换另一侧进行。

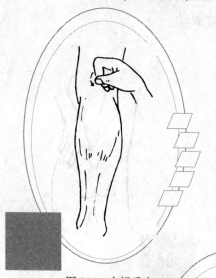

图 273　点揉委中

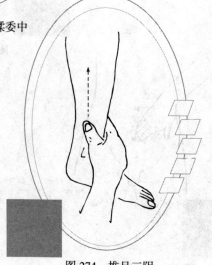

图 274　推足三阴

(8)按揉太溪、昆仑　拇指与食指相对用力,同时按揉太溪(内踝尖与跟腱之间的凹陷中)、昆仑(跟腱与外踝间的凹陷中)穴,左右各3~5分钟,并可轻轻弹拨跟腱,以增强疗效。

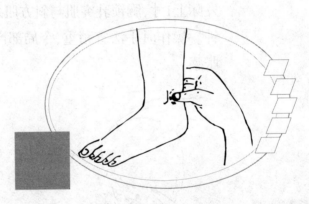

图275　按揉太溪、昆仑

2.风寒湿腰痛

1)症状表现

(1)腰部冷痛重着,活动不便。

(2)身体转动时牵引作痛。

(3)遇阴雨天加重,活动后减轻。

(4)疼痛有时向一侧大腿走窜。

(5)温熨后疼痛缓解。

(6)项背拘挛不适,或项强。

(7)舌淡,苔白腻。

(8)脉沉而迟缓。

2)推拿的手法

(1)按揉风池　两手拇指按揉风池穴(后发际上1寸,胸锁乳突肌与斜方肌之间)3~5分钟。操作时手法宜稍重,令局部产生明显的胀感。

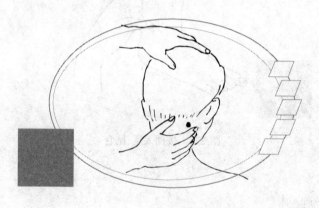

图276　按揉风池

(2)拿肩井　两手拇指与食、中、无名指相对用力捏拿肩井穴(肩部最高点与颈后骨性突起连线的中点),手法稍重,操作3~5分钟。

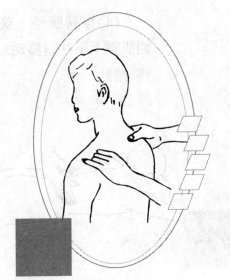

图277 拿肩井

(3)推督脉 手掌根或大鱼际肌从尾椎骨沿脊柱上推至颈后骨性突起(大椎)8~10遍,也可在脊柱部涂抹滑石粉,使手法更加流畅。

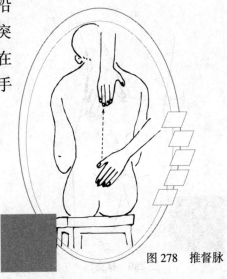

图278 推督脉

(4)擦膀胱经　双手掌叠合,沿脊柱两侧肌腱上下往返擦动5~8分钟,直至皮肤温热、潮红。

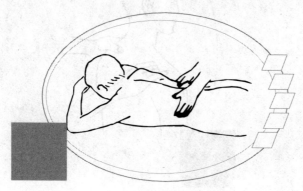

图279　擦膀胱经

(5)揉命门　拇指揉动命门穴 (第2腰椎棘突下凹陷中)3~5分钟,手法宜深透有力。

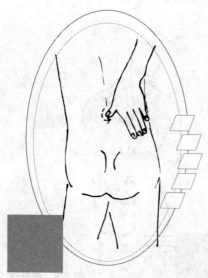

图280　揉命门

(6)点按腰部痛点　拇指在腰骶部按寻
压痛点,并以拇指点按之,用力稍重,每穴1~
3分钟。

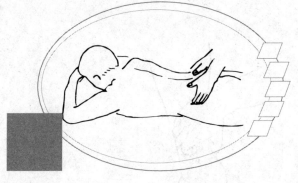

图281　点按腰部痛点

(7)推腿肚　一手
虎口卡在腘窝处,由上
往下推腿肚至内、外
踝,反复100~300次。

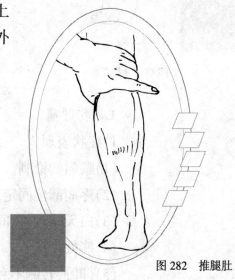

图282　推腿肚

(8)弹拨跟腱　拇指用力弹拨跟腱,左右各30~50次。弹拨时用力稍重,以感觉微酸痛为度。

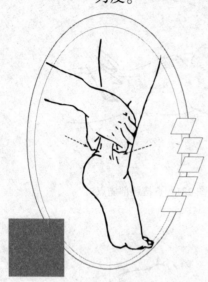

图283　弹拨跟腱

3.外伤腰痛

1)症状表现

(1)腰痛如锥刺。

(2)疼痛部位固定。

(3)白天减轻,夜间加重。

(4)痛处拒按。

(5)仰卧、转侧不利或转侧时疼痛加重。

(6)用力咳嗽时腰痛加重。

(7)舌质紫黯,有瘀斑或瘀点。

(8)脉沉涩。

2)推拿的手法

(1)点压人中　拇指指甲点压人中穴(人中沟上1/3与中1/3的交点处)1~3分钟,患者酸胀感明显,并有轻度的疼痛。急性外伤腰痛点压此穴效果更佳。

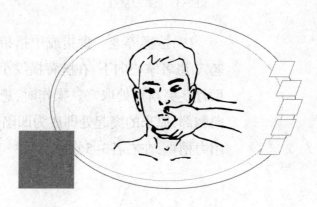

图284　点压人中

(2)点按腰痛点　拇指或食指指端点按手背部腰痛点(腕背横纹下1寸,指总伸肌腱的两侧)左右各1~3分钟,令整个手背出现明显的胀麻感。

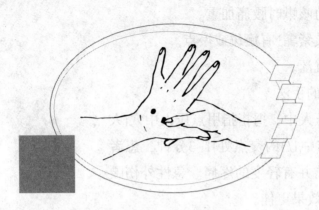

图285　点按腰痛点

(3)按揉养老　食指或中指指端按揉养老穴(患者掌心向下,在腕背横纹小指一侧的尺骨茎突高点处取穴。操作时,患者掌心转向胸部,原来的突起处即成为凹陷)。按揉时用力稍重,左右各3~5分钟。

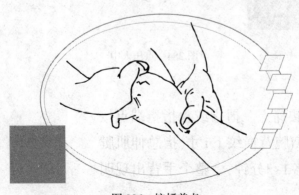

图286　按揉养老

(4)点按膈俞　拇指点按双侧膈俞穴(第7胸椎棘突下旁开1.5寸处)3~5分钟，力量宜深透，令局部酸胀感明显。

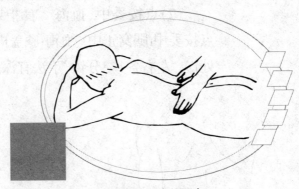

图287　点按膈俞

(5)分推背俞　两手拇指置于脊柱部，由每一椎体棘突下向两侧分推，整个操作从第1胸椎依次而下，至第5腰椎，反复3~5遍，以局部温热潮红为度。操作中，两手用力应协调一致。

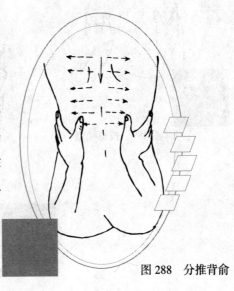

图288　分推背俞

（6）按揉痛点　拇指在腰部两侧按寻压痛点，然后用力按揉痛点，每穴1~3分钟，用力稍重。

（7）点按委中、血海　食指或中指分别点按委中(腘窝正中)、血海(膝盖内上缘上2寸处)穴，左右各1~3分钟，手法宜深透、有力。

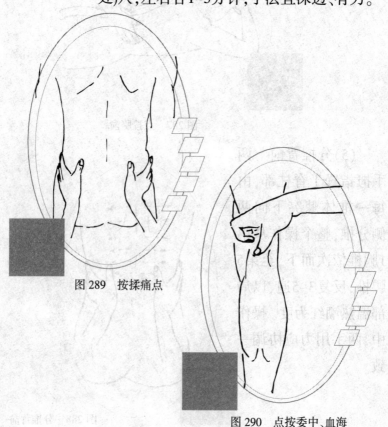

图289　按揉痛点

图290　点按委中、血海

(8)拿大腿后侧肌肉 拇指与食、中、无名指相对用力拿捏大腿后侧深部肌肉、筋腱,从臀横纹至腘横纹,反复拿捏5~8分钟。

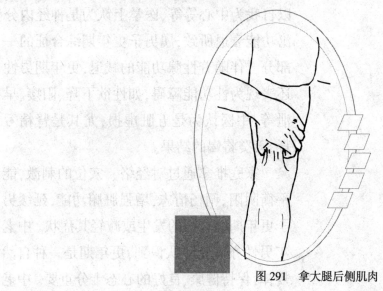

图291 拿大腿后侧肌肉

十一、男子更年期综合征

(一)概　述

希腊有句谚语:"老人是第二次当小孩",我国民间也有"老还小"的说法。男子进入60岁以后,在心理、精神等许多方面会发生类似于儿童的变化，如情绪易于波动，感情脆弱，小气，好奇心很强，甚至猜疑，说话幼稚，思想简单，爱发牢骚，自信、固执，喜欢以自我为中心等等，医学上认为是神经内分泌功能衰退所致，属男子更年期综合征的一部分。伴随着性腺功能的减退，更年期男性还表现为性功能障碍，如性欲下降、阳痿、早泄等，中医认为是五脏虚损，尤其是肾精亏耗、天癸将竭的结果。

家庭推拿通过对经络、穴位的刺激，能平衡阴阳，调畅情志，增强脏腑功能，延缓男子更年期综合征的发生或减轻其症状。中老年男性亦应充分认识到，更年期是一种自然规律，保持健康、良好的心态十分重要。中老年男性要积极参加各种社会活动，协调人际关系，多交朋友，防止孤单和寂寞，培养广泛的兴趣和爱好，注意饮食调养和劳逸适度，顺利渡过更年期这个人生的驿站。

（二）主要症状及推拿手法

1.精神抑郁的更年期综合征

1)症状表现

(1)情绪低落,整天闷闷不乐,喜欢独处。

(2)胸胁胀痛或胸闷腹胀,时时叹息。

(3)猜疑心重,情绪不稳,气量小。

(4)食欲不振,便溏不爽,肠鸣矢气。

(5)口苦,咽干,寒热往来,头痛目眩。

(6)舌淡,苔薄白。

(7)脉弦而虚。

2)推拿的手法

(1)叩打胆经　十指微屈,散开,从耳前经耳尖叩打至耳后,呈扇面状,用力稍重,双手协调一致,叩打3~5分钟。

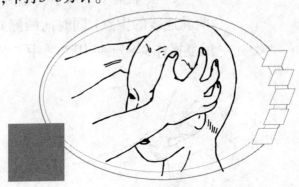

图292　叩打胆经

(2)拿肩井　双手拇指与食、中、无名指相对用力,提拿肩井穴(肩部最高点与屈颈后颈部骨性突起连线的中点)及周围肌肉3~5分

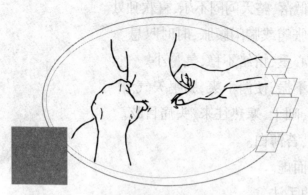

图 293　拿肩井

钟,手法宜深透有力,使整个肩部产生胀麻感。

(3)分推膻中　双手拇指并放于膻中穴(两乳连线的中点),同时向两侧分推至腋部,反复操作5~8分钟,用力适中,速度稍缓。

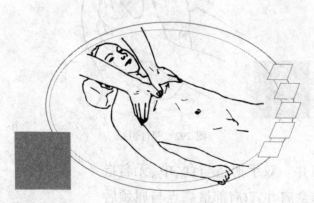

图 294　分推膻中

(4)搓胁肋　双手紧贴腋下皮肤,向下搓至髂部,反复进行3~5分钟,以局部出现明显热胀感为佳。

(5)点按期门、日月　食指或者中指指尖分别点按双侧期门(乳头直下,与第6肋间隙的交点处)、日月(期门直下, 第7肋间隙处), 用力稍重,每穴点按1~3分钟。

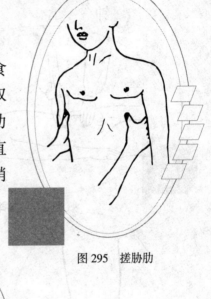

图295　搓胁肋

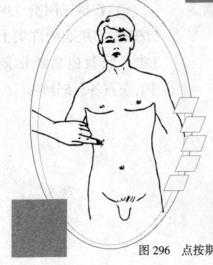

图296　点按期门、日月

(6)抓抖腹部肌肉　双手拇指与食、中、无名指相对用力,提起小腹深部肌肉并顺势抖动,使深部产生较强的酸胀感,操作3~5分钟。

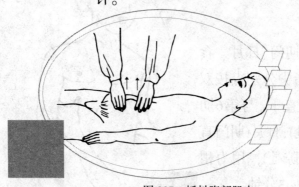

图297　抓抖腹部肌肉

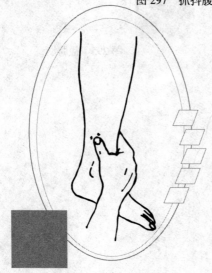

(7)按揉三阴交　拇指按揉三阴交(内踝尖上3寸,胫骨内后缘凹陷中),左右各3~5分钟。

图298　按揉三阴交

(8)点按行间、太冲　食指或中指指尖点按行间(第1、2趾蹼缘的纹头处)、太冲(行间上1.5寸处)各1~3分钟,以局部出现轻微胀痛为度。

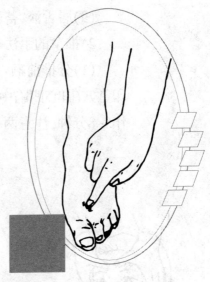

图 299　点按行间、太冲

2.用脑过度的更年期综合征

1)症状表现

(1)记忆力明显下降,健忘。

(2)注意力不集中,神思恍惚。

(3)多疑善虑,感情脆弱。

(4)头目晕眩,或头胀痛。

(5)听力明显下降,耳鸣如蝉。

(6)心悸怔忡,神疲乏力。

(7)失眠多梦,易惊醒。

(8)脱发严重,或发鬓斑白。

(9)唇舌淡,苔薄白,脉细弱。

2)推拿的手法

(1)分推前额　双手拇指置于前额中部印堂穴(眉心凹陷中),向两侧分推至眉梢,操作5~8分钟,注意两手协调、配合,力度适中。

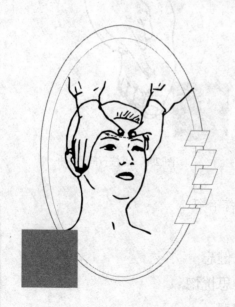

图300　分推前额

(2)点叩四神聪　拇指与食、中、无名指微屈,分开成爪状,上下点叩四神聪(两耳连线的中点取百会,百会前后左右各1寸,共4穴,即四神聪)3~5分钟,以产生紧胀感为佳。

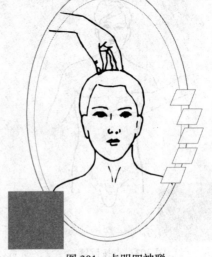

图301　点叩四神聪

(3)鸣天鼓　两手掌心稍用力按压同侧耳孔数秒,再突然抬离,紧压、急放10~20次,使耳孔内产生"嘭、嘭"的声响。

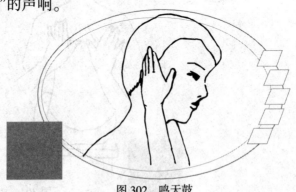

图302　鸣天鼓

(4)点按巨阙　食指或中指指尖点按巨阙穴(前正中线上,脐下6寸处)3~5分钟,令局部产生明显胀感。

(5)按揉厥阴俞、心俞　拇指分别按揉双侧背部厥阴俞、心俞(第4、5胸椎棘突下旁开1.5寸)5~8分钟,使局部出现热感或酸胀感。

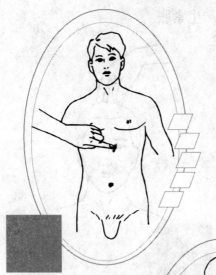

图303　点按巨阙

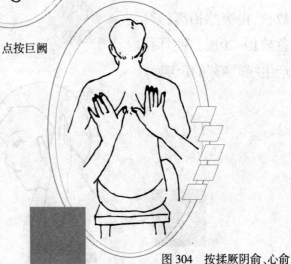

图304　按揉厥阴俞、心俞

（6）点揉大陵、神门　拇指或食指分别
点揉双侧大陵(腕横纹中点)、神门(腕横纹靠
小鱼际一侧的凹陷中)穴，每穴1~3分钟。

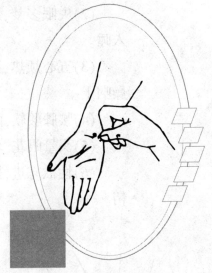

图305　点揉大陵、神门

（7）揉悬钟　拇指
揉按悬钟穴(外踝尖上
3寸，腓骨后缘凹陷
中)，开始力轻，逐渐加
重，左右各3~5分钟。

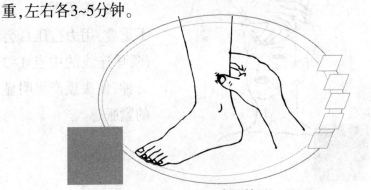

图306　揉悬钟

3.性事频繁的更年期综合征

1)症状表现

(1)性情烦躁,焦虑不安,敏感易激动。

(2)失眠多梦,或睡浅易惊醒,醒后难再入睡。

(3)五心烦热,面部、耳郭烘热、潮红,口燥咽干。

(4)腰膝酸软,两足痿弱,不耐站立。

(5)头晕眼花,耳鸣耳聋。

(6)性欲亢进,阴茎易于勃起,或早泄遗精。

(7)舌红少苔。

(8)脉弦细数。

2)推拿的手法

(1)按压百会　双手重叠,用力按压百会(两耳连线的中点)1~3分钟,使头顶产生明显的紧胀感。

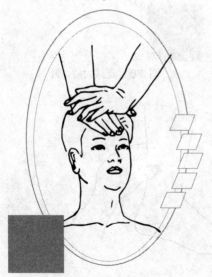

图307　按压百会

(2)推督脉　掌根自上向下,沿督脉推至腰骶部,反复操作5~8分钟,以局部出现潮红为度。

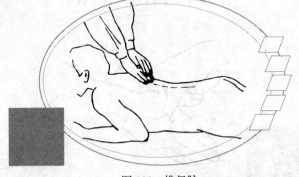

图308　推督脉

(3)点按背俞　拇指分别点按双侧心俞、肝俞、肾俞穴(第5、9胸椎和第2腰椎棘突下旁开1.5寸),每穴1~3分钟,用力稍重,使酸胀感传至前部(胸腹)。

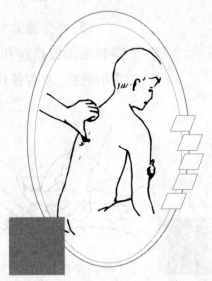

图309　点按背俞

(4)揉劳宫　拇指按揉劳宫穴(屈中指，指尖所对应的掌心部位)，按顺、逆时针方向揉动，左右各3~5分钟。

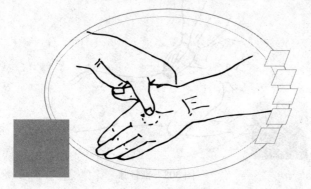

图310　揉劳宫

(5)弹拨腿肚　用双手沿小腿后侧肌肉隆起的部位挤捏和横向弹拨，使局部很快出现酸胀感，左右各1~3分钟。

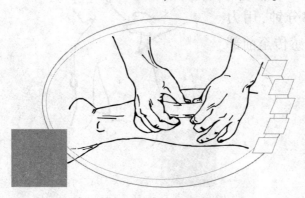

图311　弹拨腿肚

(6)揉三阴交 拇指揉按三阴交(内踝尖上3寸，胫骨内后缘凹陷中)，左右各3~5分钟。

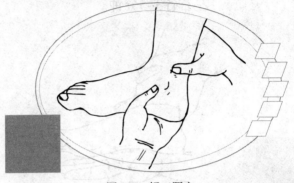

图 312 揉三阴交

(7)点按太溪、照海 食指或中指指尖点按太溪(内踝尖与跟腱的凹陷中)、照海穴(内踝正下缘的凹陷中),用力稍重,每穴1~3分钟。

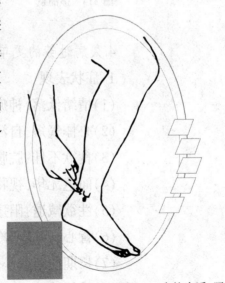

图 313 点按太溪、照海

（8）擦涌泉　手掌贴于涌泉穴(脚心凹陷中)沿前后方向来回擦动,至足底发红、发热,左右各3~5分钟。

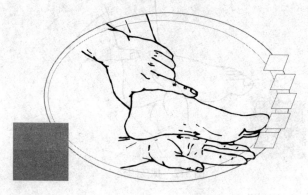

图314　擦涌泉

4.久病过劳的更年期综合征

1)症状表现

（1）情绪低落,神疲乏力,喜卧喜静。

（2）心悸气短,自汗易感冒。

（3）食欲不佳,脘腹痞闷。

（4）面色无华,视物昏花。

（5）性欲减退,阳痿早泄。

（6）背心、四肢寒冷,手足不温。

（7）长期便溏或小便清长,夜尿频多。

（8）舌体淡胖,脉沉细弱。

2)推拿的手法

(1)按揉中脘　食、中指并成剑指,按揉中脘(前正中线上,脐上4寸)5~8分钟,以局部出现温热感为宜。

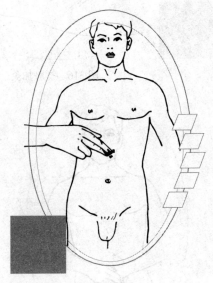

图315　按揉中脘

(2)揉脐加灸　食、中、无名指并拢,按顺、逆时针方向揉动肚脐3~5分钟,然后悬灸肚脐5~8分钟,以局部潮红温热为度。

(3)摩腹　手掌贴于小腹部,按顺、逆时针方向摩腹3~5分钟,以局部感温热为佳。

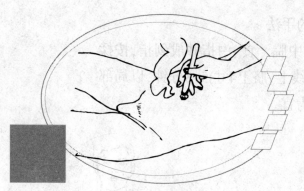

图 316　揉脐加灸

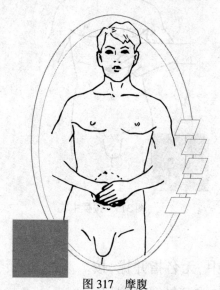

图 317　摩腹

(4)按揉脾俞、胃俞　拇指分别点按双侧脾俞、胃俞 (第11、12胸椎棘突下旁开1.5寸),每穴1~3分钟,中等力度。

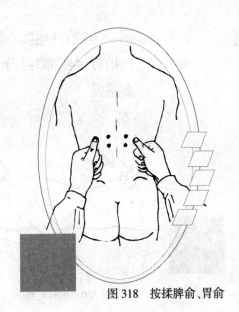

图318 按揉脾俞、胃俞

（5）横擦命门、肾俞　手掌大鱼际横放
于第2腰椎棘突下，贴紧皮肤，然后左右来回
横擦5~8分钟，以局部感温热为宜。

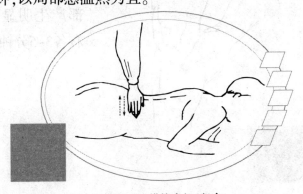

图319　横擦命门、肾俞

(6)拍打尾骶　双手握拳,一上一下,轻轻拍打尾骶部3~5分钟,注意应力度适中,节奏感强。

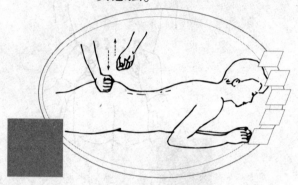

图320　拍打尾骶

(7)按揉足三里　拇指按揉足三里(外膝眼下3寸,胫骨外1横指),令局部产生明显酸胀感,左右各3~5分钟。

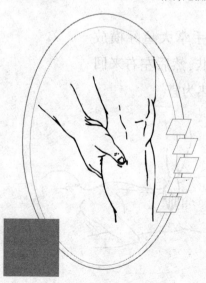

图321　按揉足三里

　　(8)推足三阴　掌根自内踝处沿胫骨内后缘上推至腘横纹内侧端，推动时贴紧皮肤,用力适度,左右各3~5分钟。

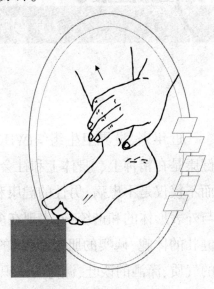

图322　推足三阴

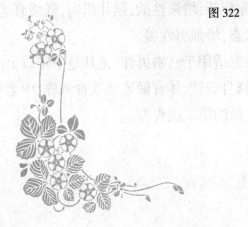

男性保健推拿

第四章

　　近年来,世界卫生组织(WHO)提出了健康的新概念:健康是在精神上、身体上和社会交往上保持健全的状态,而不仅仅是不患病。男性的健康和美感是内在的精神境界与外表形体的和谐统一,表现在多个方面,如伟岸的身躯、健壮的体魄、硕实的肌肉、旺盛的精力、乐观的情绪、非凡的气质、潇洒的谈吐、渊博的知识等等。通过保健推拿,可以调节情绪,消除疲劳,增强性欲,强壮肌肉,延缓衰老,维持男子健康的状态,增强男性美。

　　男性保健推拿适用于已婚男性,尤其是中年以上的男性。配合日常的修身养性、体育锻炼和饮食调养,中老年男性可以焕发出生命的第二次青春。

一、增强性欲

（一）概　述

　　男欢女爱是人类永恒的主题,性欲是男女间正常的生理需要。通常20~29岁是男性性欲最旺盛的时期。中老年人随着年龄的增长,体力和精力逐渐衰退,部分人于50岁左右开始减少对性生活的要求，出现性欲减退。过早地出现性欲减退则是不正常的现象。

　　性欲减退在很大程度上受心理、社会因素特别是夫妻关系的影响,当失业、自信心不足、夫妻感情不和、婚姻破裂、精神创伤时,常会出现性欲减退。因此,夫妻之间应该互相信任,相互关怀、体贴,建立真挚的感情,保持和谐的性生活,使家庭充满温馨。

　　也有不少人受传统封建意识的影响,认为中老年人不应该对性生活抱浓厚的兴趣,否则有失老者的尊严。这种观念使不少中老年人对性生活望而却步,久之导致性欲减退或无性欲。其实,老年人保持适度的性生活,有利于身心的健康并能延年益寿。

性欲减退还与过度紧张、劳累或肿瘤、大手术后、睾丸切除、某些内分泌疾病等因素有关,甚至使用不合规格的避孕工具,也可能导致男性性欲减退。患有全身或局部疾病者,应积极治疗原发疾病,注意劳逸结合;工作劳累时,应减少或避免性生活;加强性知识的学习,正确地选择使用避孕工具。

家庭推拿能温阳补肾,增强性欲,特别是通过对身体敏感部位的抚摸刺激,能唤起性兴奋。

(二)主要症状及推拿手法

1.症状表现

(1)性欲减退,对性生活无兴趣。

(2)阴茎不能勃起或勃起不坚。

(3)性高潮之前射精并立即萎软。

(4)神疲乏力。

(5)心悸怔忡。

(6)自汗喘促。

(7)面色无华。

(8)失眠多梦,夜尿增多。

2.推拿的手法

(1)推腹　双手掌叠放,自剑突向耻骨联合推按36次。推下时,嘱其缓缓呼气,体会掌下温热感。

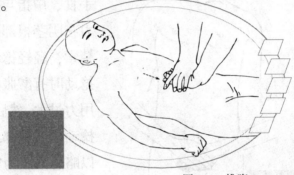

图323　推腹

(2)分阴阳　用两掌自剑突下向腹部两侧分推36次,手法均匀和缓,力度适中。

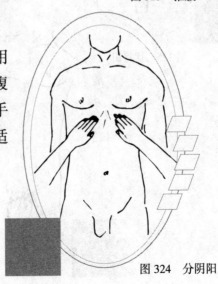

图324　分阴阳

（3）揉丹田　两手相叠，以手掌揉动丹田(前正中线上，脐下1.3寸处)，沿顺、逆时针方向各36次。

（4）捻阴茎、精索　两手食、中指与拇指对称用力在阴茎根部的两侧捏起精索，轻轻捻动5~8分钟，捻动时有酸胀感，但不可用力过大。然后拇指、食指捻动阴茎根部5分钟，同样以略感酸胀为宜。

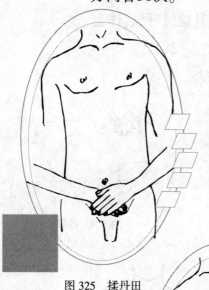

图325　揉丹田

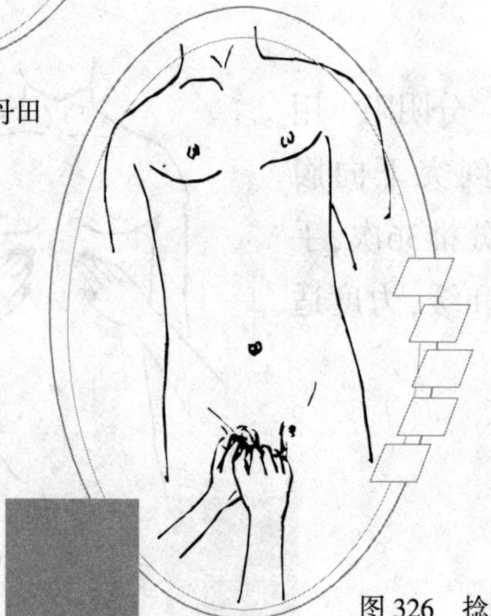

图326　捻阴茎、精索

（5）揉睾丸　用右手将阴囊、阴茎一同抓起，暴露在右手虎口的外面，用左手掌按揉左侧睾丸3~5分钟，换手以同样手法按揉右侧睾丸3~5分钟。

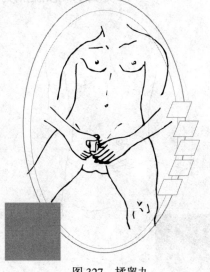

图327　揉睾丸

（6）拽捏阴茎　单手握住阴茎，五指用力捏挤阴茎3~5分钟，然后攥住阴茎向上方拽拉，开始力轻，以后逐渐用力，一拽一放为1次，共15~30次。

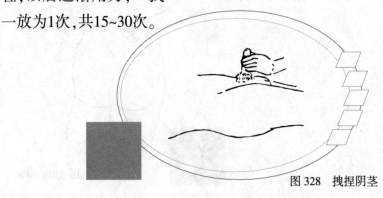

图328　拽捏阴茎

(7)横擦命门、肾俞、志室　双手搓热，以手掌面横擦命门、肾俞、志室3穴(第2腰椎棘突下凹陷中，及此穴旁开1.5寸和3寸处)3~5分钟，以感温热为度。

(8)叩肾区　一手握拳，以拳背分别叩击两侧肾区3~5分钟，力度适中，以能耐受为度。

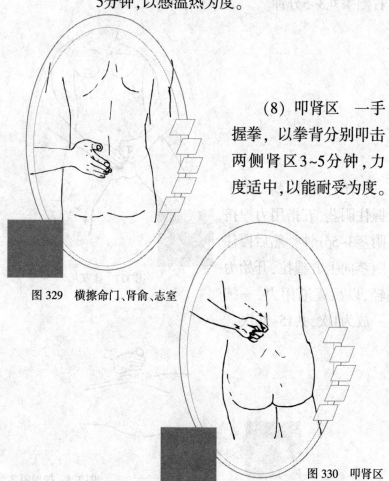

图329　横擦命门、肾俞、志室

图330　叩肾区

　　(9)摩"性感区"　食、中、无名指螺纹面或手掌面轻轻抚摩颈项、前胸部、腰背部、小腹部和大腿内、外侧5~8分钟。手法以间断、跳跃式的轻轻触摸为主,唤起性欲即止。

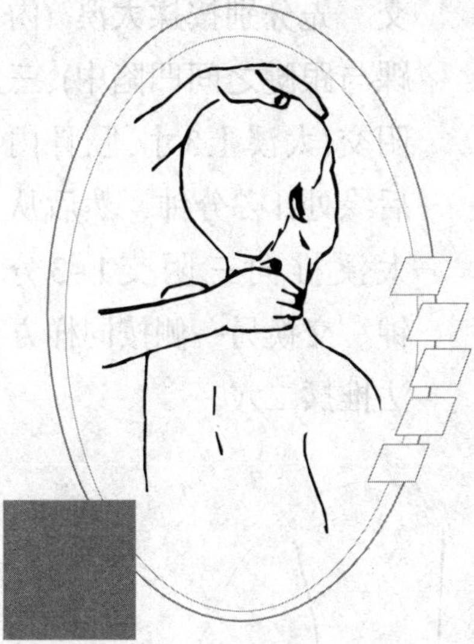

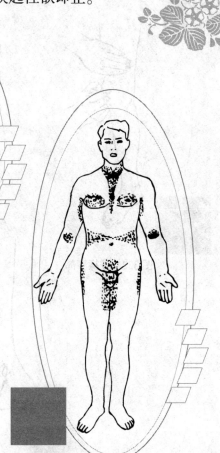

图331-1　摩"性感区"

图331-2　男性敏感区

（10）按揉膝部 手掌按于双侧膝盖上，用力沿顺、逆时针方向按揉3~5分钟，以舒适为度。

（11）推揉太溪、三阴交 先分别按揉太溪（内踝与跟腱之间凹陷中）、三阴交（太溪上3寸，胫骨内后缘处）1~3分钟，然后从太溪推向三阴交1~3分钟。交换另一侧按同样方法推揉二穴。

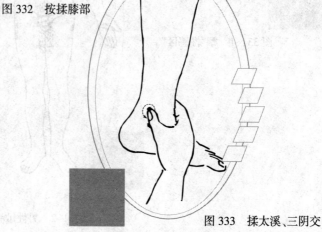

图332 按揉膝部

图333 揉太溪、三阴交

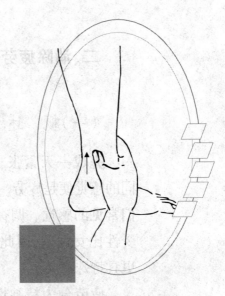

图 334　推太溪、三阴交

(12)按揉涌泉　拇指分别按揉双侧涌泉穴(足心凹陷处)各5~8分钟,以感觉温热舒适为度。

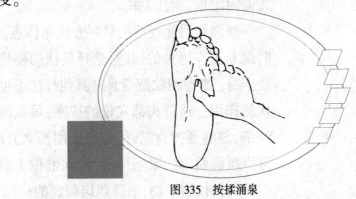

图 335　按揉涌泉

二、消除疲劳

（一）概　述

完成一天紧张、繁忙的工作后，人们共同的感觉便是疲劳。疲劳成为现代生活中人们常见的感觉。调查表明，男性对疲劳的耐受性比女性差，因此，消除疲劳对男性来说更具特殊意义。

疲劳分为精神性疲劳和肉体性疲劳两大类。精神性疲劳多因用脑过度，肉体疲劳则缘于从事过度的体力劳动、长时间剧烈的体育锻炼或旅游登山之后。两种疲劳的症状常同时出现，相互关联。

减轻和消除疲劳的最好方法是休息。暂时抛开正在思考的问题，选择最佳的姿势放松全身。推拿消除疲劳具有其他疗法不可替代的作用。通过头部穴位的按摩，可以疏通经络，健脑醒神；在肢体部位应用推拿方法，可以缓解肌肉的紧张痉挛，清除堆积于肌肉组织内的代谢产物，消除肌肉酸痛的病因。

经过休息和推拿保健后,疲劳仍不减轻者, 应立即看医生, 检查是否患有肝炎、肿瘤、结核等其他全身性疾病,以便及时治疗。

(二)主要症状及推拿手法

1.精神性疲劳

1)症状表现

(1)头昏头重,疲乏困顿。

(2)思维迟缓,理解力下降。

(3)反应迟钝,动作欠灵活。

(4)注意力不集中。

(5)计算缓慢,工作效率降低。

(6)记忆力减退。

(7)头痛如裂。

(8)眼球酸胀或视物不清。

(9)烦躁易怒,莫名所苦。

(10)害怕异常声响,怕吵闹。

(11)畏光,思睡。

2)推拿的手法

(1)摩面部　食指、中指、无名指并拢,以三指指腹轻摩面部。具体操作方向是:从眉心摩至右额部,经右耳前,摩右面颊沿下

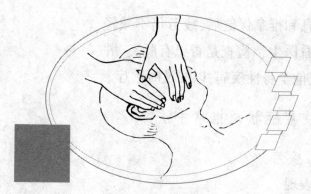

图 336 摩面部

颏至左面颊，向上经左耳前摩至左额部，再回到眉心，完成1遍，反复摩面8~10遍。动作宜轻快，不可呆滞。

（2）按揉太阳　将手掌擦热，贴于两太阳穴（眉梢与外眼角连线中点向后1寸处）按揉，沿顺、逆时针各36次。也可用两拇指指腹放于两侧太阳穴处按揉，次数同前，用力稍重。

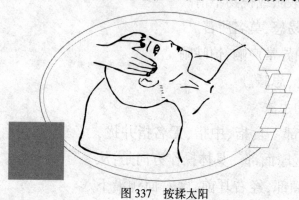

图 337　按揉太阳

(3)叩攒竹　两手食指或中指指尖点叩双侧攒竹穴(眉头凹陷中),一起一落,有节奏感,以酸胀为度,叩击15~30次。

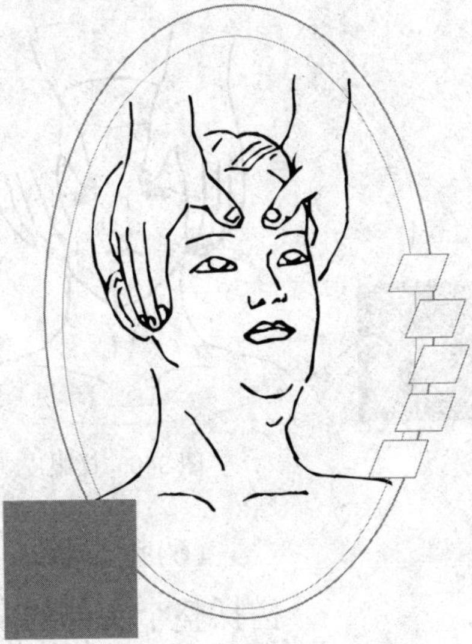

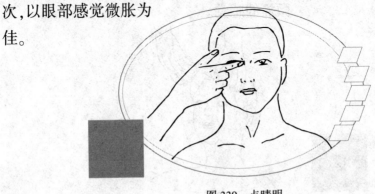

(4)点睛明　两手食指或中指指尖点按双侧睛明穴(内眼角旁凹陷中),并顺眶下缘抹至外眼角，反复8~10次,以眼部感觉微胀为佳。

图338　叩攒竹

图339　点睛明

（5）揉眼皮　嘱其闭目,以两手拇指指腹轻按于双侧眼皮上,然后轻轻旋转揉动3~5分钟,用力稍轻。

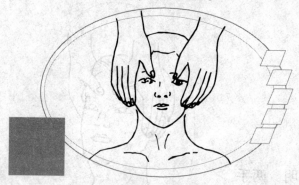

图340　揉眼皮

（6）拢发梳头　用十指指腹均匀地梳理搓揉整个头部的发根,从前到后,从左到右。务必全部揉到,次数不限,使发根产生紧胀微痛的感觉。

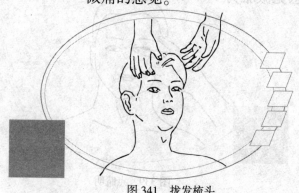

图341　拢发梳头

(7)揉翳风、翳明 拇指按揉翳风(耳后高骨前下方凹陷中)、翳明(风池与翳风连线的中点取穴)各3~5分钟,力度可稍重,头项部会产生明显的酸胀感。

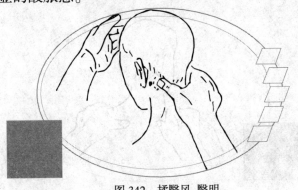

图342 揉翳风、翳明

(8)点按风府 中指指尖点按风府(后正中线上,入发际1寸处)1~3分钟,酸胀感可传至头顶部。

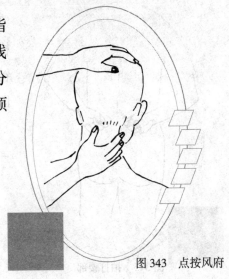

图343 点按风府

(9) 拿肩井　拇指与食、中指相对用力提拿肩井 (肩关节最高处与屈颈后颈部骨性突起连线的中点)5~8分钟,手法稍重而深透,令局部产生较明显的酸胀感。

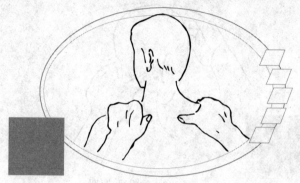

图344　拿肩井

(10) 拍打腰部　两手握拳,沿腰部第2~5腰椎两侧轻轻拍打5~8分钟,使震动感传至深部,以舒适为度。

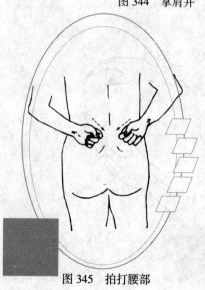

图345　拍打腰部

2.肌肉性疲劳

1)症状表现

(1)肌肉酸痛或酸胀。

(2)四肢沉重或麻木。

(3)疲乏无力。

(4)关节酸软或痉挛。

(5)精神不振,欲卧睡。

(6)颈项强痛。

(7)腰背酸痛,站欲坐,坐欲卧

2)推拿的手法

(1)按揉风池　双手拇指按揉两侧风池穴(后发际上1寸,胸锁乳突肌与斜方肌之间凹陷处)3~5分钟,以感觉酸胀舒适为宜。

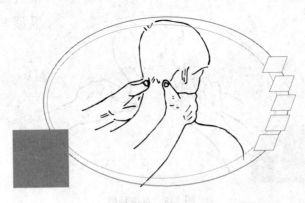

图346　按揉风池

（2）拿肩井　双手拇指与食、中、无名指相对用力提捏两侧肩井穴（肩部最高点与屈颈时颈部骨性突起连线的中点）5~8分钟，宜提起深部肌肉组织，使胀感明显并传至上肢。

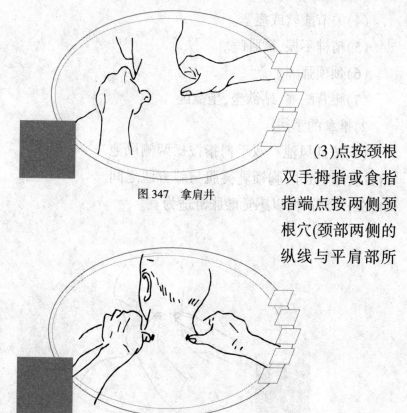

图347　拿肩井

（3）点按颈根　双手拇指或食指指端点按两侧颈根穴(颈部两侧的纵线与平肩部所

图348　点按颈根

作的横线相连接,其产生的交叉点即是本穴)
1~3分钟,可出现沿肩部及上肢放射的胀麻感。

(4)擦背脊 双手掌搓热,推擦脊柱两
侧肌肉 (足太阳膀胱经)5~8分钟, 先从上往
下,再从下往上,以舒适为度。

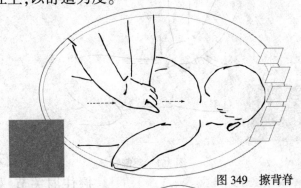

图349 擦背脊

(5)分理背部肌
肉 双手拇指沿脊
柱两侧分推背部肌
肉至胁肋胸腹部,自
第1胸椎至第5腰椎,
在每个椎体部分推
一次,3~5分钟。

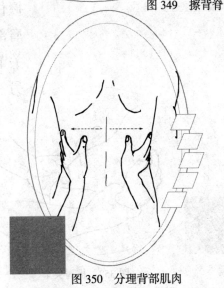

图350 分理背部肌肉

第四章 男性保健推拿

(6)震颤臀部　双手掌重叠,分别按压两侧臀部肌肉各3~5分钟, 在按压的同时双手掌轻轻颤动,以带动深部肌肉的运动。

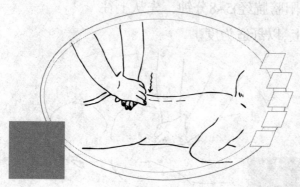

图351　震颤臀部

(7)摇肩关节　一手握住肘关节,另一手护住肩部,沿前后方向摇晃肩关节1~3分钟, 然后交换另一侧进行。

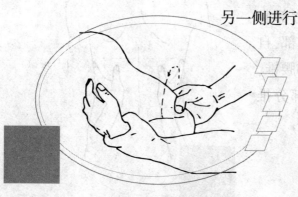

图352　摇肩关节

(8)推膀胱经 一手虎口或掌根从臀横纹起沿大腿后侧推下至足后跟3~5遍，另一侧按同样手法操作。

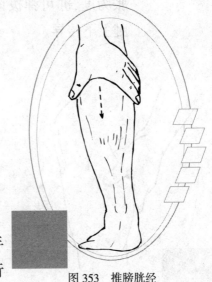

图353 推膀胱经

(9)弹拨腿肚 双手沿小腿后部腓肠肌进行挤捏和横向弹拨3~5分钟,使酸胀和紧张的肌肉放松。

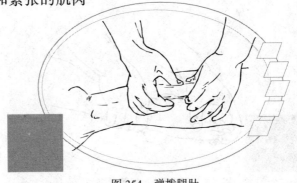

图354 弹拨腿肚

（10）点按阳陵泉　拇指点按双侧阳陵泉（腓骨小头前下方凹陷中)1~3分钟,以感觉酸胀为度,亦可弹拨该处肌腱,使酸胀感沿肌腱上下传导。

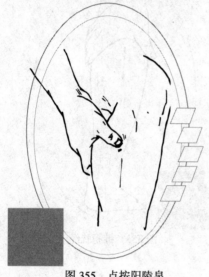

图 355　点按阳陵泉

（11）摇踝关节　一手握住足跟,另一手握住大拇趾部,做踝关节环转动1~3分钟,用力要稳,动作要柔和,宜双侧进行。

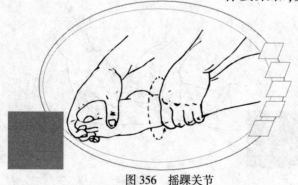

图 356　摇踝关节

(12)拍打四肢 虚掌,按先左后右、先上肢后下肢的顺序,沿经络循行方向轻轻拍打四肢。具体路线是:上肢外侧,从手背拍打至肩部;上肢内侧,从腋下拍打至手掌;下肢外侧,从臀部拍打至外踝;下肢内侧,从内踝拍打至大腿根。

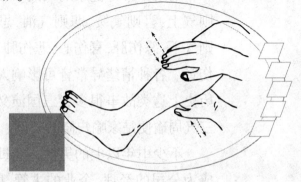

图 357 拍打四肢

(13)捻手指 拇指与中指相对用力,逐一捻动十指,从指根到指尖,重复1~3遍。

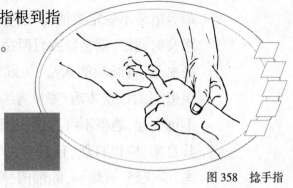

图 358 捻手指

三、调节情绪

（一）概　述

情绪异常是健康的天敌。中医认为：怒则气上，喜则气缓，悲则气消，思则气结，恐则气下；怒伤肝，喜伤心，悲伤肺，思伤脾，恐伤肾。各种情绪异常皆可影响人体的健康，历史上这类故事很多，《三国演义》中诸葛亮三气周瑜便是家喻户晓的一例。

不少中年以上的男性，经过奋力拼搏，成为公司的经理、企业的主管、股市的经纪和大学的教授，他们承受着工作、事业、家庭等多重负担，经常出现忧虑、焦急、紧张、烦躁等情绪不稳定的情况，这些不良情绪如不能及时调整，就会导致胃溃疡、消化道出血、高血压、胃肠功能紊乱、失眠等诸多全身性疾患。因此，应本着《寿世青编》提倡的"未事不可先迎，遇事不可过忧，既事不可留住，听其自来，应以自然，任其自去"的态度，节思虑，少忧怒，戒烦恼，除郁闷，陶冶情操，养心安神。推拿通过在人体不同部位的经络、穴位上施术,可调整逆乱的气机,令上者下之,下者升之,结者散之,缓者收之,调和五脏,化解不良情绪并消除因情绪不适带来的各种症状。

(二)主要症状及推拿手法

1.情绪低落

1)症状表现

(1)胸胁胀闷。

(2)纳差腹胀。

(3)食不甘味。

(4)连连叹息。

(5)对事物无兴趣。

(6)精神委靡不振。

(7)性欲淡漠。

2)推拿的手法

(1)按揉太阳　双手拇指按揉两侧太阳穴(眉梢与外眼角连线的中点向后1寸处)3~5分钟,开始宜轻,逐渐加重,以舒适且能耐受为度。

(2)搓摩颈项　双手掌搓热,置于双侧

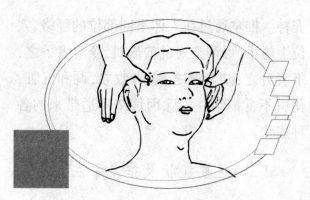

图 359　按揉太阳

头枕部,两手同时从耳后高骨处沿双侧胸锁
乳突肌向前下方搓摩至前胸,再从前胸搓摩
返回耳后高骨处,反复操作5~8分钟,仅以掌
面接触皮肤,令搓摩部位出现
微痒的感觉, 不可采用重刺
激。

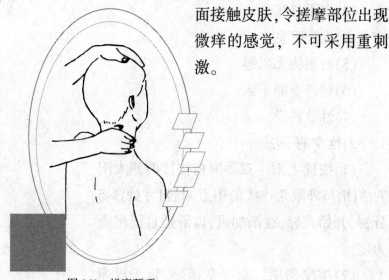

图 360　搓摩颈项

(3)掌擦胁肋　双手掌从两侧腋窝部向下推擦至髂部3~5分钟,宜间断、跳跃式地轻轻触摸,手法不要呆滞、笨拙。

(4)指弹前胸　双手食、中、无名指及小指指尖轻弹双侧前胸部,尤其是乳房外侧区域5~8分钟。要求手指的起落富有弹性,接触皮肤即轻轻弹起,以微痒为度。

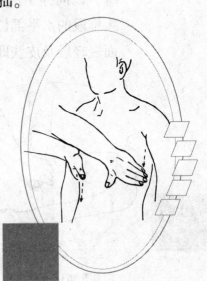

图361　掌擦胁肋

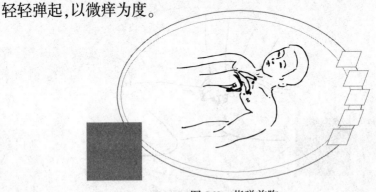

图362　指弹前胸

第四章　男性保健推拿

(5)横擦腰腹　双手搓热,横放脐上2寸处,向两侧横擦腹部1~3分钟。然后嘱其翻身,以同样手法横擦腰部第11胸椎至第3腰椎段的水平部位3~5分钟。手法宜轻,手掌面轻轻触及皮肤即可。

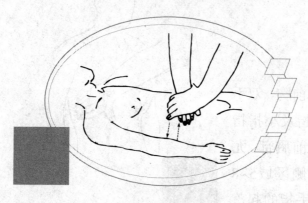

图363　横擦腹部

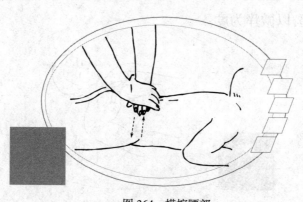

图364　横擦腰部

(6)揉掌心 以拇指指腹揉动双掌心3~
5分钟,按顺、逆时针方向进行操作,手法宜
轻,范围宜宽。

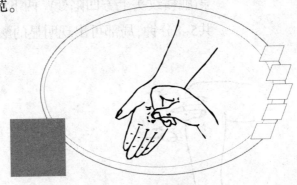

图365 揉掌心

(7)擦大腿内外侧 双
手掌分别沿大腿内、外侧
反复上下轻擦8~10分钟,
手法呈间断、跳跃式,令局
部产生微痒为宜。性机能
亢奋者不适合采用本法。

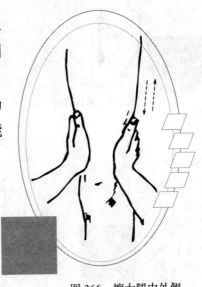

图366 擦大腿内外侧

第四章 男性保健推拿

(8)推揉肝经　食、中指自内踝处沿胫骨内侧上推至腘横纹内侧,然后轻轻按揉曲泉(腘横纹头上方凹陷处)。两下肢交换进行,共5~8分钟,局部可出现明显的酸麻胀感。

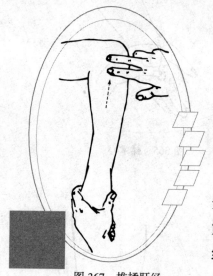

图367　推揉肝经

(9)摩涌泉　拇指指腹分别轻轻摩动双足心涌泉穴3~5分钟,手法宜轻柔和缓,使"痒在肤,喜在心"。

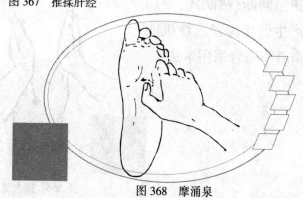

图368　摩涌泉

2.情绪紧张

1)症状表现

(1)头部胀痛或眩晕。

(2)急躁易怒。

(3)面红目赤。

(4)手足心出汗。

(5)心跳加快。

(6)呼吸急促。

(7)胁肋胀痛。

(8)性欲亢奋。

(9)肌肉紧张、拘急。

(10)肠胃痉挛、疼痛。

2)推拿的手法

(1)指擦督脉头面段

双手拇指或食指沿鼻翼两侧由下向上轻擦至鼻根,然后两指相偕继续上擦至前发际正中,最后点按神庭穴 (前发际正

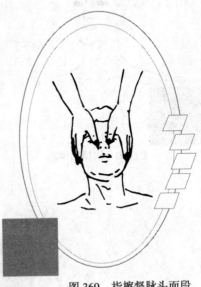

图369 指擦督脉头面段

第四章 男性保健推拿

267

中,入发际0.5寸处),共30~50次。点按时手法稍重,以出现沉紧感为佳。

(2)掐揉四神聪 拇指和食、中、无名指指尖(亦可用指甲)同时掐揉四神聪(头顶百会的前后左右各1寸处)1~3分钟,刺激量宜大一些。

(3)推脊 手掌沿脊柱从上向下推至尾骶部5~8遍,力度稍重。

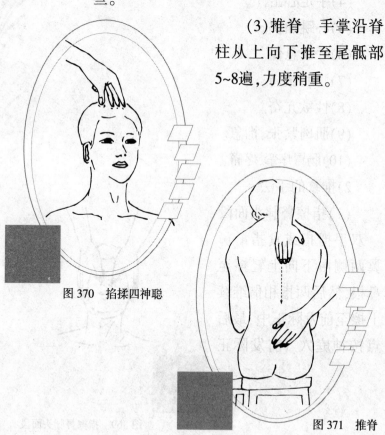

图370 掐揉四神聪

图371 推脊

(4)按揉肘窝　拇指分别按揉双侧肘窝(曲泽穴)3~5分钟,手法宜深透、有力,以产生酸麻感为度。

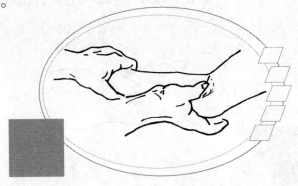

图372　按揉肘窝

(5)点按内关、神门　食指或中指指尖重按内关(腕横纹上2寸,两筋之间)、神门(腕横纹小指一端的凹陷中)1~3分钟,以感觉微酸痛为佳。

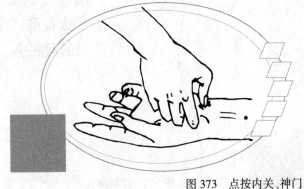

图373　点按内关、神门

(6)点按心俞、肝俞、胆俞　拇指指端重按背部双侧心俞、肝俞、胆俞(第5、9、10胸椎棘突下旁开1.5寸)3~5分钟,使胀感传至腋下。

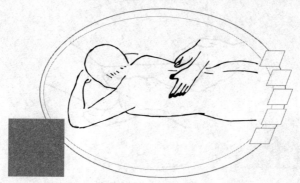

图374　点按心俞、肝俞、胆俞

(7)揉腘窝　拇指分别揉按双侧腘窝(委中穴)及腘窝内、外侧筋腱(委阳、阴谷穴旁)3~5分钟,手法宜重,令局部产生明显的酸胀感。

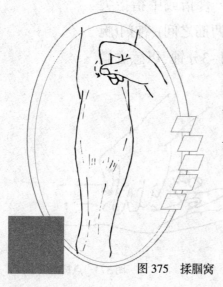

图375　揉腘窝

(8)弹拨跟腱　拇指与食指相对用力沿跟腱垂直方向横向弹拨1~3分钟，使跟腱产生明显酸胀感。

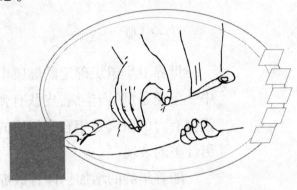

图376　弹拨跟腱

(9)点按行间、太冲　食指或中指指尖点按双侧行间、太冲穴(第一、二趾间连接处之缝纹头和该穴上1.5寸处)。

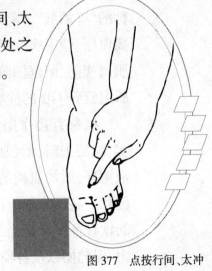

图377　点按行间、太冲

四、强壮肌肉

（一）概　述

世界卫生组织确定的健康十大准则，其中一条便是"肌肉丰满，皮肤有弹性"，硕壮、强健有力的肌肉是年轻和健康的标志，也是男性美的表现。

随着年龄的增加，体育锻炼的减少，中年以上的男性开始出现肌肉松弛，皮肤弹性降低，体态臃肿，大腹便便等情况，即人们戏称的"啤酒肚"、"将军肚"，带来诸如心脏病、高血压、糖尿病等疾病。有的与此相反，出现肌肉瘦削、眼眶凹陷、肋骨突兀、四肢干瘪等肌肉营养不良的症状。

推拿直接作用于肌肉、皮肤，能补虚泻实，减肥去脂，增强肌肉的弹性；通过促进血液循环，增加肌肉的营养，使肌肉更加丰满、健壮。在推拿保健的同时，应注意选择合理的饮食，配合适当的体能锻炼，如跑步、登山、保健操以及各项球类活动等。

（二）主要症状及推拿手法

1.肌肉松弛

1)症状表现

(1)眼睑下垂,眼袋明显。

(2)面部肌肉松弛、下垂。

(3)腹肌松软,腰围明显增粗。

(4)心悸气短。

(5)上、下楼梯气喘吁吁。

(6)腹部腆凸。

(7)自汗,不耐暑热。

(8)胸闷痰多。

(9)皮肤弹性降低,皱纹增多。

2)推拿的手法

(1)推揉面部　双手食、中、无名指并拢,从下颏部起,沿两侧面颊向上,经外眼角推揉至额部。用力的方向应始终向上,轻推慢揉8~10分钟,可配合使用面乳等推拿介质,以润泽皮肤。

(2)牵拉眼部皮肤　两手食、中指并拢,轻轻按揉眶下缘,并向外眼角上方牵拉推移,然后分别点按眉头、眉中、眉梢三穴,共

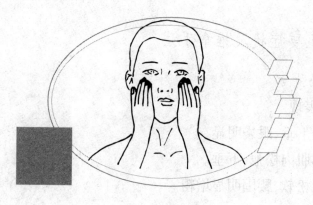

图 378 推揉面部

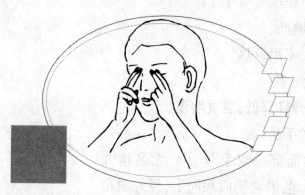

图 379 牵拉眼部皮肤

5~8分钟。

　　(3)轻弹太阳　食、中、无名指指端一上一下分别轻弹两侧太阳穴 (眉梢与外眼角连线的中点向后1寸)至额部,共3~5分钟。

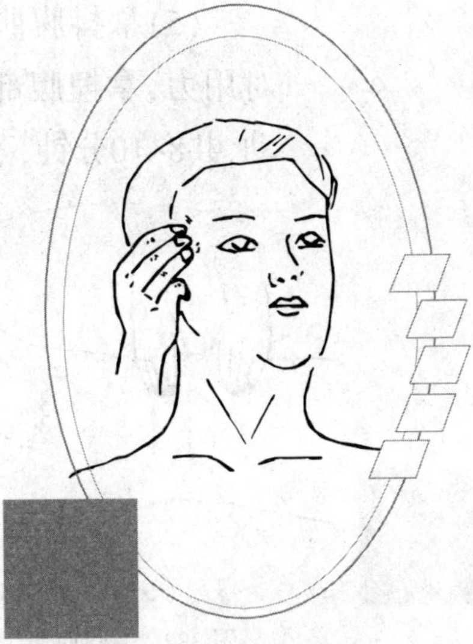

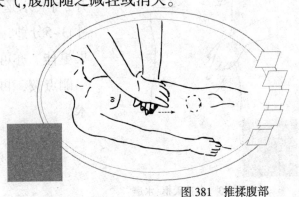

图380 轻弹太阳

(4)推揉腹部 双手掌叠放,先从中脘(前正中线上,脐上4寸)向下直推至曲骨(前正中线上,耻骨联合处)30~50次,用力稍重,再按顺、逆时针方向揉动腹部5~8分钟,操作过程中可出现肠鸣、矢气,腹胀随之减轻或消失。

图381 推揉腹部

（5）拿抖腹肌　双手拇指与食、中指相对用力，拿捏腹部深处肌肉，提起后顺势抖动，共8~10分钟，手法宜稍重而深透。

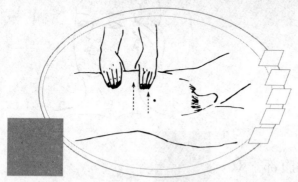

图382　拿抖腹肌

（6）点按天枢、水道　双手拇指和食指同时点按两侧天枢(平肚脐,肚脐旁开2寸)、水道(天枢直下3寸)3~5分钟，加用揉法效果更佳。亦可用右手先在一侧点按，再在另一侧施术。

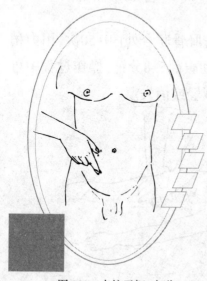

图383　点按天枢、水道

(7)拍打、推按四肢肌肉　虚掌,依次序在上、下肢肌肉松弛处轻轻拍打3~5分钟,并顺肌纤维方向朝上方推按3~5分钟。推按时,手法稍重,以带动深部肌肉组织。两侧可交替进行。

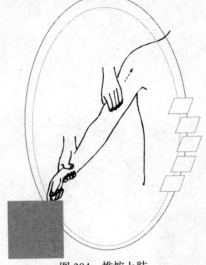

图384　推按上肢

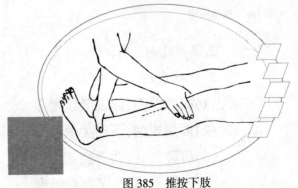

图385　推按下肢

（8）推足三阴　掌根自腹股沟处沿下肢内侧从上向下推至内踝处，30~50次。宜采用强刺激手法。亦可两手掌叠放推按，以增加刺激量。一侧完毕，交换另一侧进行。

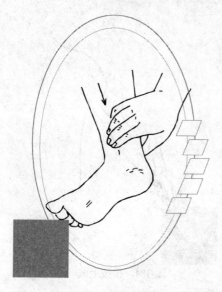

图386　推足三阴

2.肌肉瘦削

1)症状表现

(1)眼眶深陷，面部皱纹增多。

(2)面颊瘦削，下巴尖短。

(3)肩胛耸立，肋骨突兀。

(4)四肢干瘪，关节部位畸形。

(5)鸡胸或佝偻。

(6)脊柱胸椎段弯曲,头前倾。

(7)皮肤枯燥而无光泽。

2)推拿的手法

(1)揉中脘　拇指按揉中脘(前正中线上,脐上4寸)5~8分钟,轻重适度。

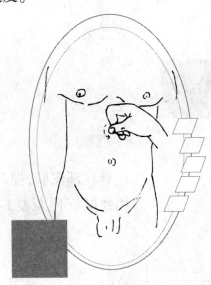

图 387　揉中脘

(2)摩腹　双手搓热,将双手掌置于腹部正中,沿顺、逆时针方向摩动腹部各360次,手法宜深透,以出现肠鸣为佳。

(3)捏脊　双手拇指和食指相对用力提

第四章　男性保健推拿

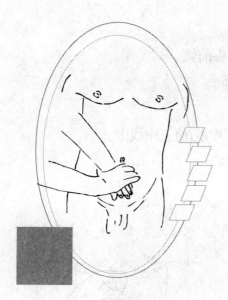

图388 摩腹

捏脊柱部皮肤,捏起后向上运动,每捏3下,
用劲提一下,反复3~5遍。

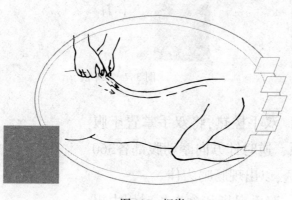

图389 捏脊

(4)点按背俞　拇指分别点按脊柱两侧的肝俞、胆俞、脾俞、胃俞、肾俞穴(第9、10、11、12胸椎棘突下及第2腰椎棘突下旁开1.5寸)，每穴1~3分钟，以感觉酸胀为度。

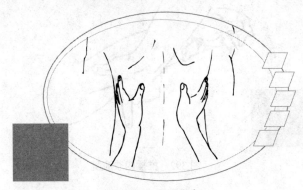

图390　点按背俞

(5)擦手三阳经　手掌分别沿双侧上肢外侧轻擦手三阳经，从手背向上擦至肩外侧，再返回来，共5~8分钟。

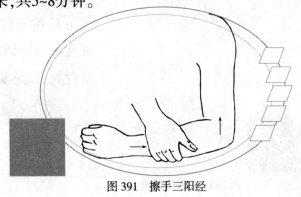

图391　擦手三阳经

(6)推揉四肢肌腱　用手掌根或大鱼际顺肌纤维方向轻轻推揉四肢肌肉共10~15分钟,以出现潮红微热为宜。

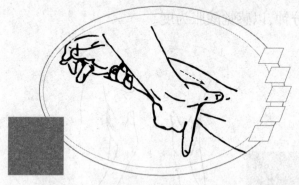

图 392　推揉四肢肌腱

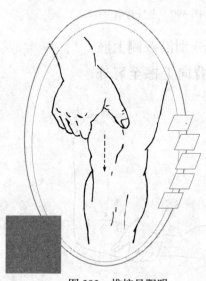

图 393　推按足阳明

(7) 推按足阳明　手掌根分别推按两侧下肢前部足阳明胃经5~8分钟。具体路线是:从大腿前部往下推按至膝关节外侧,再从胫骨外侧向下推按至足背处,以感觉酸胀为度。

(8)揉三阴交　拇指分别按揉双侧三阴
交5~8分钟,轻重适度。

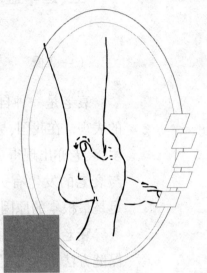

(9)肌肉锻炼法　根
据需要,应用哑铃、杠铃
等运动健身器械或健身
操、俯卧撑等徒手方法锻
炼各部肌肉。

图 394　揉三阴交

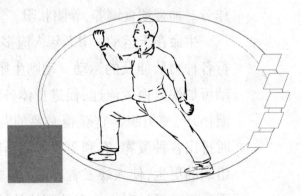

图 395　倒拽九牛尾势

五、延年益寿

（一）概 述

衰老是一种自然现象，是机体功能衰枯的表现。在我国，男子的平均寿命比女性短5岁，衰老亦出现得更早、更严重。许多因素都与衰老的发生有关，其中，肾的精气阴阳不足是最根本的原因。

衰老的自然规律虽无法抗拒，但有效的保健方法可以推迟衰老的出现，从而达到延年益寿的目的。中老年男性应当注重保养肾精，避免频繁过度的性生活，慎于起居，不妄作劳。加强饮食调养，养阴壮阳。

生命在于运动。中老年人应多到户外进行各种力所能及的运动。动则生阳，全身运动可加快气血的流通，促进身体各部分的血液循环，使组织器官获得必要的营养，并及时排出各种废物，有利于机体的新陈代谢和组织的更生，使人焕发青春活力。家庭推拿手法正是通过对人体有关部位的被动运动，达到舒通经络,补益脏腑气血,延缓衰老的目的。

此外,提倡中老年男性掌握基本的自我保健推拿常识,并持之以恒地进行自我保健推拿,则可颐养天年,健康长寿。

(二)主要症状及推拿手法

1.症状表现

(1)头晕目眩。

(2)脱发,两鬓斑白。

(3)牙齿松动,脱落。

(4)面部皱纹、老年斑增多。

(5)骨质疏松,关节僵硬。

(6)颈、肩、腰腿痛。

(7)耳鸣耳聋,听力下降。

(8)经常涕泪自流。

(9)肌肉松弛,皮肤弹性差,干枯而无光泽或肌肤瘙痒。

(10)小便滴沥不尽。

(11)习惯性便秘或长期腹泻。

2.推拿的手法

(1)干洗脸　两手掌搓热,置于双侧内

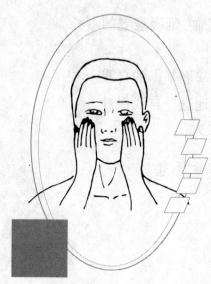

图396　干洗脸

眼角,向外下方,经颧弓、耳前,上至额部,再回到内眼角完成1圈,反复进行10~15次。推摩时,要求尽量向上方用力提动肌肉,增强皮肤弹性。

　(2)干洗头　十指张开,微屈,从前发际向前后左右方向交叉揉动至后发际3~5次。注意揉动发根部,使局部产生紧胀微痛感。

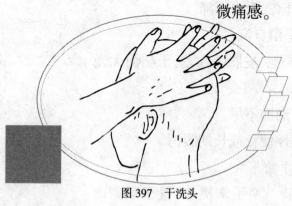

图397　干洗头

(3)双揉太阳 将双手掌小鱼际肌或拇指指腹置于两侧太阳穴(眉梢与外眼角连线的中点向后1寸处),按顺、逆时针方向按揉3~5分钟。

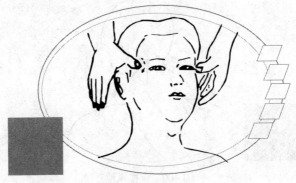

图398 双揉太阳

(4)双擦鼻翼 双手拇指或中指置于同侧鼻翼旁,沿鼻唇沟至鼻根上下往返擦动3~5分钟,以局部感觉温热为度。

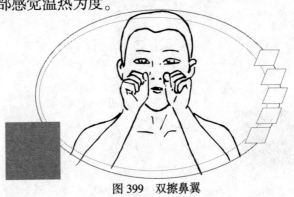

图399 双擦鼻翼

第四章 男性保健推拿

（5）点按风池　双手拇指按压两侧风池穴(后发际上1寸,在胸锁乳突肌与斜方肌之间)3~5分钟,以出现微酸胀感为度。

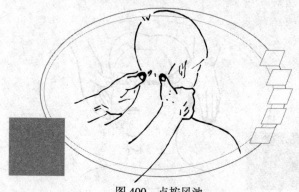

图400　点按风池

（6）推擦颈项　双手掌交叉置于胸骨上窝附近,沿胸锁乳突肌向后上方往返擦动至项部,反复3~5分钟。

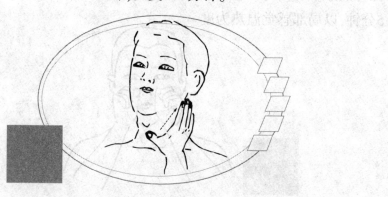

图401　推擦颈项

(7)掩耳鸣鼓　两手掌心按压同侧耳孔,拇指指端轻轻弹击后枕部10~20次。保持上势,两掌突然抬离,紧压、急放10~20次。最后,两手中指或食指插入耳孔内旋转,再突然拔开5~10次。

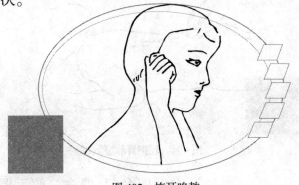

图 402　掩耳鸣鼓

(8)摩腹揉脐　两手搓热,以右手掌心掩住肚脐,沿顺、逆时针方向揉脐5~8分钟。

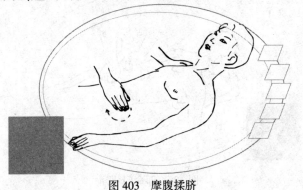

图 403　摩腹揉脐

第四章　男性保健推拿

(9)轻擦督脉、膀胱经　双手掌叠放,沿脊柱及脊柱两侧肌肉上下来回擦动5~8分钟,以出现温热潮红为佳。

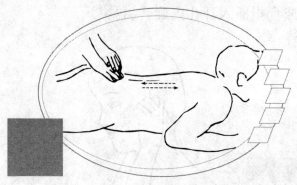

图404　轻擦督脉、膀胱经

(10)叩命门、肾俞　两手握拳,交替叩击双侧命门、肾俞穴(第2腰椎棘突下凹陷中及该穴旁开1.5寸处)3~5分钟,轻重适度。

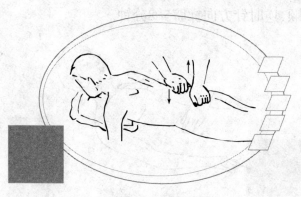

图405　叩命门、肾俞

(11)按揉足三里　拇指按揉双侧足三里穴(外膝眼下3寸,胫骨外侧一横指),左右各3~5分钟,以感觉酸胀为宜。

(12)摩涌泉　拇指摩动双侧涌泉穴 (足心凹陷中),左右各3~5分钟,令局部出现温热感。

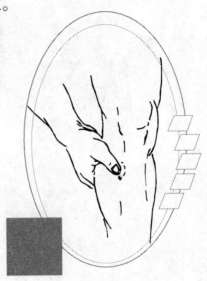

图406　按揉足三里

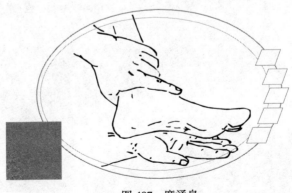

图407　摩涌泉

第四章　男性保健推拿

291